カラダにいいのはどっち？

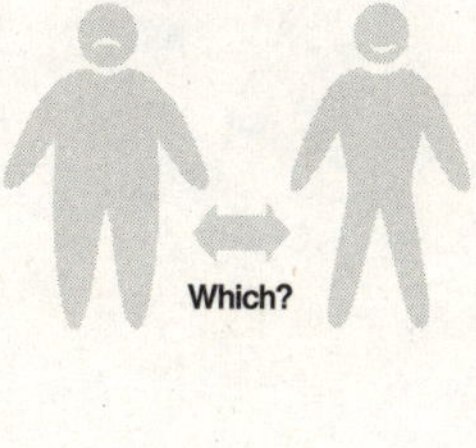

医師 富家孝 監修

健康増進会議 編

彩図社

はじめに

世の中には、健康に関する情報が大量に出回っている。目新しい健康法はすぐにテレビやインターネットで紹介され、時には爆発的な人気をみせる。特定の食品を食べ続けるダイエットや、カラダの一部をもんで疲れをとる健康法はそのいい例だ。

そうした健康法を実践したことのある人も、中にはいるだろう。噂どおりダイエットに成功したという人や、カラダの調子がよくなったという人の声は、メディアを通じて広く伝えられる。

しかし一方で、健康効果を期待していたのに、試してみたら大した成果を感じられなかった、という人も少なくない。そうした例は、インターネット上の書き込みやSNSを見ればいくらでも見つかる。方法が間違っていたのか、それとも自分の体質に合わなかったのか。確かめようにも、正しい知識がなければ判断するのは難しいだろう。

情報不足で実践方法を間違えていたぐらいなら、正しい方法を調べれば問題は解決する。だが、残念ながらその健康法自体が間違っていることもある。研究が進んで新しい知見が得られた場合や、そもそもその健康法に根拠がない場合など、理由はさまざまだが、正しいと思っていた健康常識が誤りだったというケースは、案外多いのである。

しかも、近年は健康への関心が高まっていることに加え、ＳＮＳの浸透で情報が一気に拡散するようになっている。たとえ根拠が怪しい健康法でも、効果があるとみなされれば瞬く間に広まってしまうのだ。

健康に関する誤った情報は、下手をするとカラダに悪影響を与え、病気やケガのリスクを高める可能性がある。正しいと思っていた健康法が、逆にカラダを壊しているかもしれないのだ。

本書では、世の中にあふれる健康常識のうち、近年話題の健康法の効果や、広く信じられている健康法の効果が正しいのかを、２択形式で解説している。現段階で医学的な裏付けのあるものや、信用に値するデータをもとにまとめているため、過去の誤った健康常識を払拭し、本当にカラダにいい健康法が何なのかを知ることができるはずだ。

簡単で効果がありそうな健康法でも、その根拠がきちんとあるのか、確かめてから実践すること。本書を通じて、読者のみなさんに健康法の裏づけの重要性を感じ取っていただけると幸いである。

監修　富家孝

カラダにいいのはどっち？ 目次

第2章 カラダにいい食事はどっち？

第4章 カラダにいい生活習慣はどっち？

第5章 カラダにいい睡眠はどっち？

第1章

病気・ケガにいいのはどっち？

1

風邪予防により効果的なのはどっち？

カラダにいいのはどっち？

A・頻繁にお茶を飲む

B・人混みでマスクをつける

■風邪のウイルスを流す

風は万病の元、と言うように、ひきはじめの風邪を放っておけば、免疫力が低下し、別の病を呼び込む危険がある。しかも、風邪のウイルスは２００種類以上あると言われており、インフルエンザのように予防接種で防ぐことはできない。健康に過ごすには、定期的な予防が必要不可欠だ。

それならマスクを使えばいい、と思う方もいるかもしれない。しかし、風邪のウイルスはマスクを通過するほど小さいため、対策としては不十分だ。

ではどうすればいいのか？　実は、お茶を頻繁に飲むだけで、風邪をひきにくくなるのだ。といっても、お茶の成分がウイルスを殺すわけではない。ウイルスを胃まで流し、胃酸で殺すのである。

そもそも風邪は、鼻や喉の炎症のこと。炎症は乾燥によって悪化する。鼻やのどに潤いがないと、防御機能を果たす粘液が乾燥し、炎症を起こしてしまうのである。

お茶に限らず、水でも乾燥は防げるので、定期的な水分摂取を忘れないでおきたい。

答え

A・頻繁にお茶を飲む

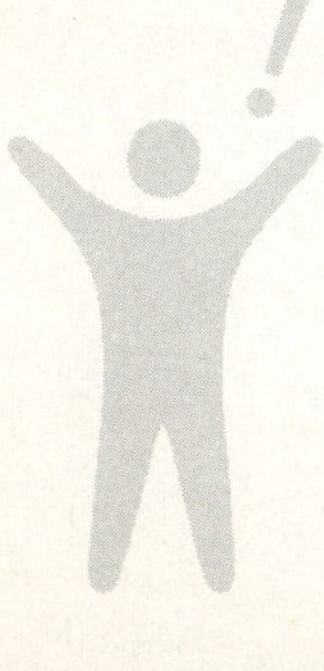

2

風邪のときは風呂に入らないほうがいい？

カラダにいいのはどっち？

A・湯船に入るとカラダの調子がよくなる

B・湯船に浸かると症状が悪化する

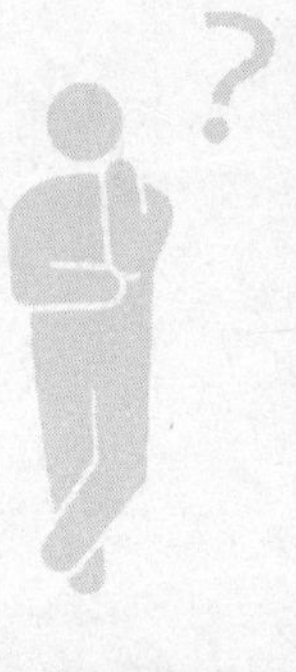

■発汗を促すと○

「風邪で具合が悪いのに、その上湯船に浸かっては、カラダが熱くなって気分が悪くなる」という認識は、広く根づいているように感じる。しかし、医学的にみればそれは誤り。湯船にきちんと浸かったほうが、カラダの調子がよくなりやすいことがわかっているのだ。

確かに、お湯に浸かれば体温は上がるが、それは決して悪いことではない。むしろ、体温が上がるとカラダは熱を冷まそうと汗をかくため、自然と解熱し、風邪の症状を抑えることができるのだ。さらに発汗によって毛穴の汚れを洗い流すこともできるため、カラダを清潔に保つこともできる。

また、カラダが温まることで血管が広がり、血の流れも良くなる。すると、免疫機能がきちんとはたらき、風邪からの早期回復が期待できるのだ。

ただし、熱いお湯に長時間浸かると、体力を奪われ免疫力に悪影響を及ぼす可能性もある。38度以上の高熱の場合は、無理に風呂に入らず、安静にしておくほうがいいだろう。

答え

A・湯船に入るとカラダの調子がよくなる

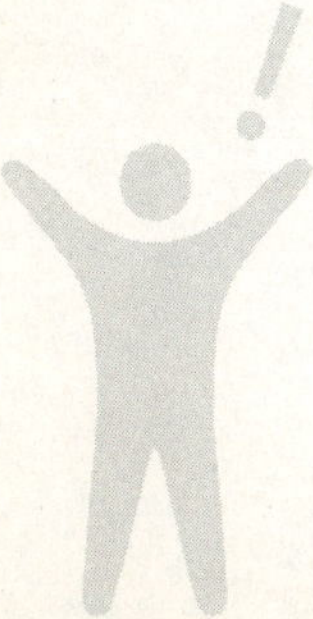

3

風邪を治すのに有効な成分はどっち？

カラダにいいのはどっち？

A・アリシン（ニンニク）

B・ビタミンC（レモン）

■ビタミンCをめぐる都市伝説

ニンニクとレモン。どちらも風邪に効きそうな気がするが、実際に体調の改善効果があるのはニンニクだけ。意外にも、レモンに含まれるビタミンCは、風邪を治す効果が実証されていないのだ。

ビタミンCを摂取して風邪が治ったことがある、という人も中にはいるかもしれない。だが、それはビタミンCのおかげではなく、「プラセボ効果」だと考えられる。プラセボ効果とは、簡単に言えば思い込みで病気が治ること。実際には効果がない薬＝プラセボでも、心身が本物だと思い込むと、病気が治ってしまうのだ。

一方、ニンニクに含まれるアリシンには強い殺菌能力があり、風邪のウイルスを撃退することができる。血液中の脂質を減らす効果もあるため、高血圧の予防にも有効だ。

ただ、アリシンは水に溶けやすく加熱に弱いため、ニンニクを煮物や揚げ物に入れてもあまり効果はない。風邪のときは、すりつぶしたり、細かく刻んだりして少しずつ摂取しよう。

答え

A・アリシン（ニンニク）

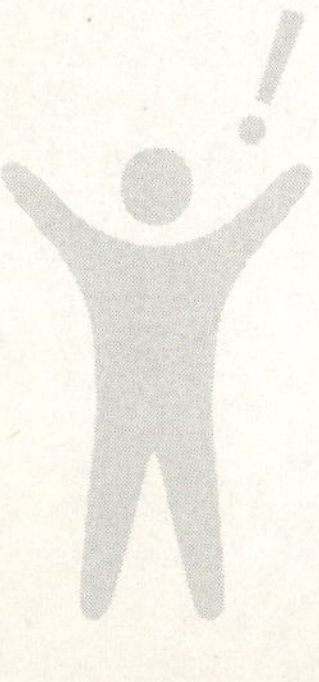

4

インフルエンザ予防に有効なのはどっち？

カラダにいいのはどっち？

A・ビタミンC

B・ビタミンD

■インフルエンザを家庭で簡単に防ぐ

冬になると、毎年のようにインフルエンザが猛威を振るう。インフルエンザウイルスは増殖スピードが速く、空気感染等で広がっていくため、予防対策を怠ると、痛い目に遭ってしまう。余計な苦しみを避け、時間を有効に使うためにも、予防に有効な成分は知っておきたいところだ。

中でも有効なのが、ビタミンDだ。効果が表れるには摂取から2週間ほどかかるが、その効き目はかなりのもの。免疫力を高め、インフルエンザの発症を見事に抑えてくれるのだ。

ビタミンDは日光を浴びれば体内で生成できるが、インフルエンザが流行する冬場は日照時間が短く、天候がすぐれないこともあるため、できれば食事からも摂取したい。

中でもキノコは効果的だ。キノコには、ビタミンDの他にも免疫能力を高めるβ-グルカンという成分も含まれているため、インフルエンザ予防に最適だ。鍋や炒め物などで調理すれば、ウイルスの侵入を未然に防いでくれるだろう。

答え

B・ビタミンD

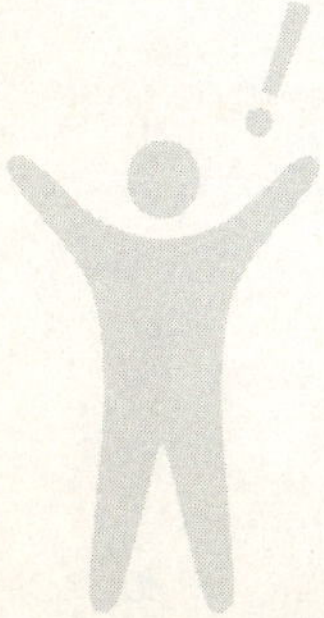

5

がんの原因として多いのはどっち？

カラダにいいのはどっち？

A・生活習慣

B・遺伝

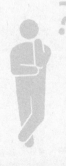

■がんは予防できる

一般的に、がんのかかりやすさは、遺伝的要素が大きいと思われている。

「自分は大腸がんの家系だから将来が心配だ」という話はその典型例だ。

確かに、大腸がんや皮膚がん、乳がんなどは遺伝によって次世代に受け継がれる可能性がある。

しかし、遺伝によるがんの発症は、意外にも少数派だ。遺伝性のがんは全体の数％に過ぎず、遺伝性の強いといわれる大腸がんでも約５％にとどまる。そもそも、がんとは「発がん物質によって傷つけられた遺伝子」のことで、それ自体が遺伝するのは極めて稀だ。

多くの場合、がんを発症する原因は、生活習慣に求められる。飲酒、運動不足、食事バランスの乱れなど、日々の生活の結果にがんの原因は潜んでいるのだ。同じ家系から同じがんを発症するケースがあるのは、同じような生活環境にずっといるからだと考えたほうがいいだろう。

つまり、生活習慣を改めれば、がんのリスクを抑えることができるのである。

答え

Ａ・生活習慣

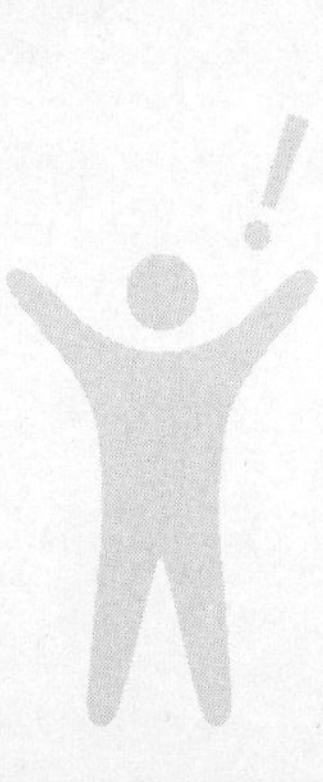

6

タバコを吸わなければ肺がんにならない？

カラダにいいのはどっち？

A・タバコと肺がんの関係は不明確

B・肺がんになるリスクが減る

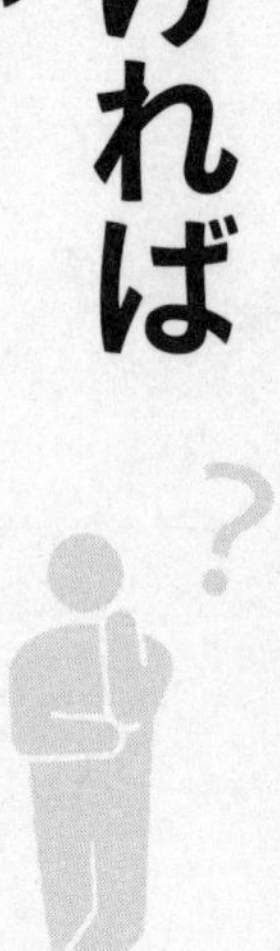

■肺がんの原因はわかっていない

言うまでもなく、タバコを吸いすぎると、カラダは悪影響を被る。市販のタバコのパッケージや広告には、「心筋梗塞の危険性を高める」と表記することが義務付けられており、喫煙者に対する世間の目も、昔に比べてずいぶん厳しくなった。

しかし、医学的な根拠がないにもかかわらず、タバコが原因だ、といわれる病気がある。それが肺がんだ。意外にも、タバコが肺がんの原因だという根拠は医学的には実証されていない。厚生労働省の主導によって日本の喫煙者数は年々減少しているが、実は肺がん罹患者の数自体は一向に減少していないのだ。

とはいえ、タバコは喫煙者だけでなく、周りにいる人の健康も害してしまう。肺がんとタバコの関係性が不明確であるといっても、多くの病気の元である点に変わりはないため、愛煙家は節度をもつことが必要だろう。

答え

A・タバコと肺がんの関係は不明確

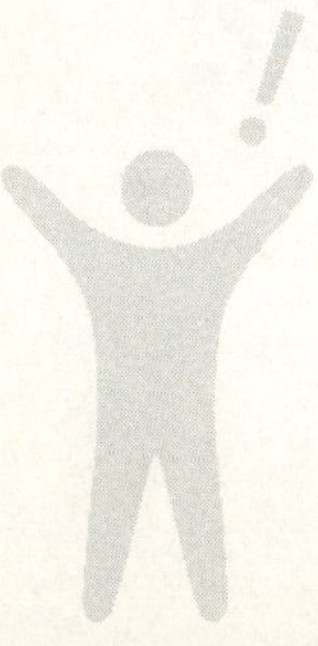

7

ほくろが多いと皮膚がんになりやすい？

カラダにいいのはどっち？

A・ほくろが多いと皮膚がんになりやすい

B・皮膚がんになるとは限らない

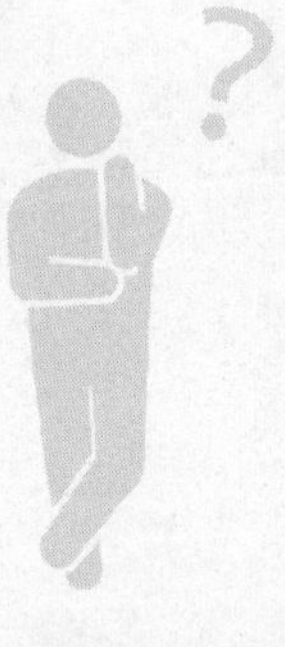

答え

B・皮膚がんになるとは限らない

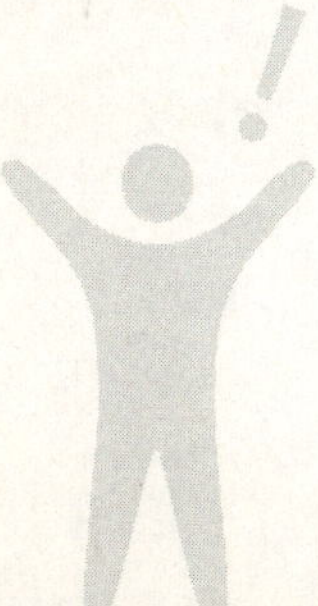

■問題は悪性のほくろの数

つい最近まで、ほくろが多い人はがんになりやすいと考えられていた。

ほくろが多いと、メラノーマというほくろに似たがんや、そのメラノーマの発生リスクを高める異型性ほくろ（普通のほくろと比べて大きく、色や形が異なるほくろ）も多くなると考えられてきた。メラノーマや異型性ほくろを刺激し続ければ悪性化してがんになる可能性もあるため、できれば数を減らしたいと思うのは当然かもしれない。

しかし、最近の研究で、メラノーマの多い患者は、むしろほくろの数が少ないことがわかった。つまり、ほくろが多いからといって、皮膚がんになりやすいとは言えないのである。

もちろん、「おかしな形のほくろが最近増えてきた」「どんどん大きくなって心配」という方は、早めに皮膚科医に相談したほうがいい。また、ほくろを刺激することで悪性化する可能性もゼロではないため、自分ではなるべくいじらないようにしてほしい。

8

口内炎に効くのはどっち?

カラダにいいのはどっち?

A・うがい

B・塗り薬

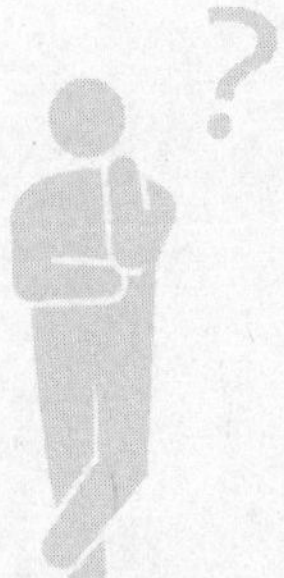

■口の中の菌を洗い流す

口内炎は、口の中にできた傷に常在菌が繁殖することで起こる炎症だと考えられている。楽しみにしていた食事であっても、口内炎ができてしまうとつらくなるもの。この痛みを抑えたいと口内炎対策の塗り薬を買ったことのある方もいるのではないだろうか。

しかし、市販の薬を使うよりも、きちんと水でうがいをしたほうが、症状は改善しやすい。

確かに、市販薬は一時的に痛みを抑えてくれるが、痛みの原因を治してくれるわけではない。うがい薬なら細菌を減らす効果があるが、傷口から細胞を傷つけてしまう可能性があり、下手をすると治りが遅くなる場合もある。薬に頼らず、痛みの原因である菌を水でうがいして取り除くこと。これが口内炎を治す一番の近道だ。

なお、口内炎は、カラダの疲労やストレスで唾液量が減ったときに発症しやすい。普段からカラダに負担をかけないよう、生活習慣には気をつけたいところだ。

答え

A・うがい

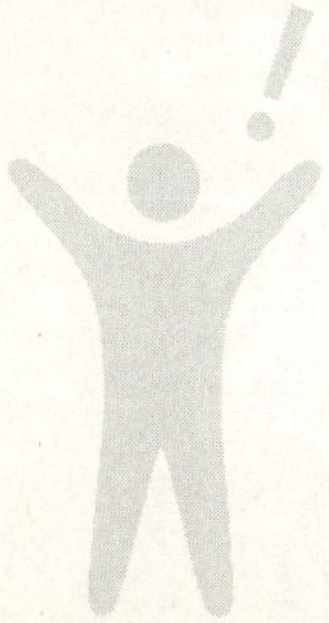

9

切り傷の対処 正しいのはどっち？

カラダにいいのはどっち？

A・傷口を消毒薬で洗う

B・水で傷口を洗う

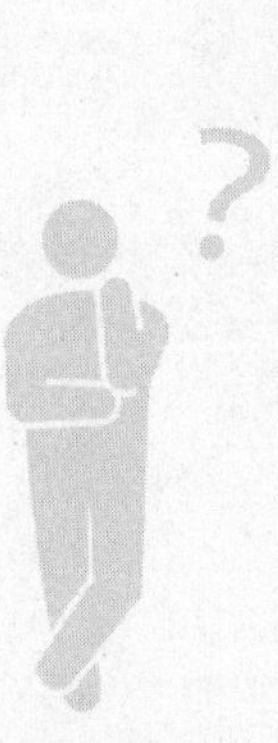

■治癒力に任せる

子どもなら、遊んでいれば脚を擦りむいたり指を刃物で切ったりと、ちょっとした怪我を負うのはよくあること。大人になっても、ふとした拍子に怪我することは少なくない。

そんなとき、傷口をきれいにするために消毒薬を使ったことのある方もいるのではないだろうか。もちろん、傷口をきれいにすること自体は間違っていない。細菌を洗い流し、侵入を防ぐためにも傷口を清潔に保つことは必要だ。

だが、消毒薬は傷口の細菌を殺すと同時に、細菌の侵入を防ぐ細胞まで殺してしまうため、下手をすれば傷の治りが遅くなる可能性もある。

傷を早く治し、跡を残りにくくするには、消毒薬ではなく水で傷口を洗うこと。一昔前は消毒液やガーゼを使うことが推奨されたが、それらは使わずにカラダの治癒力に任せるのが一番いいようだ。

答え

B・水で傷口を洗う

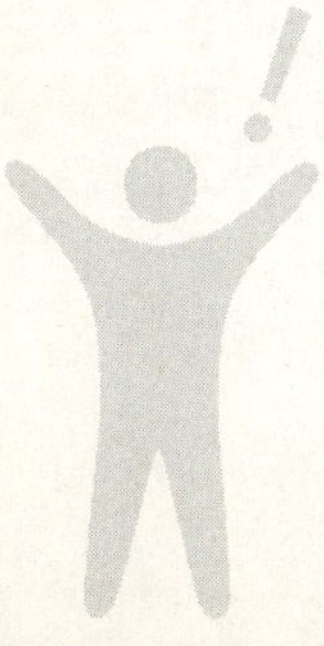

10

内出血の最初の対処 正しいのはどっち？

カラダにいいのはどっち？

A・まずは湯船で温める

B・まずは冷やす

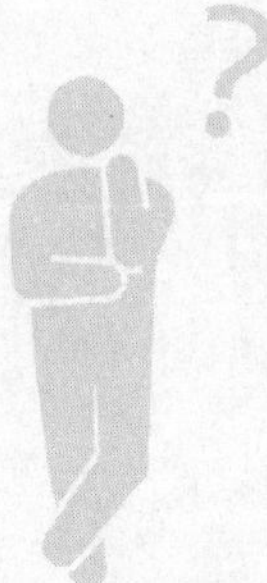

■冷やすだけでも温めるだけでもだめ

すぐ治ると思っても、内出血はアザになってカラダに残ることがある。冬場はともかく、夏場の薄着の状態では、目だって気になる人もいるだろう。

そもそも内出血とは、その名のとおり皮膚の内側の血管が破れ、出血している状態のことだ。しばらくすれば自己治癒力で内出血は収まるが、カラダの防御機能によってメラニン色素が増え、皮膚の色が紫色っぽく変色することがある。

こうしたアザを残さないためにも、内出血をしたら、できるだけ早くその箇所を冷やして出血を抑えよう。早い段階で出血を抑えることができれば、アザが残りにくくなるはずだ。逆に湯船で温めると、血流がよくなって出血が広がるかもしれないため、初期の段階では絶対に温めないようにしてもらいたい。そして内出血が止まったら、ホットタオルや湯船で患部を温めて、治癒力を高める。こうすることで、早期に回復できるはずだ。

答え

B・まずは冷やす

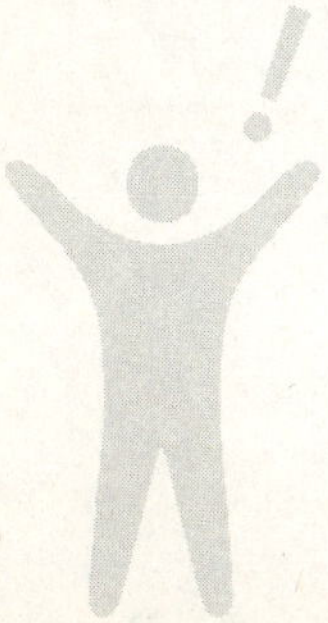

11

ストレス解消に効果的なのはどっち？

カラダにいいのはどっち？

A・好きなものを好きなだけ食べる

B・簡単な作業に集中して取り組む

■ストレスをためない地味なストレス発散法

ストレスを解消したいとき、あなたならどんな方法を実践するだろうか？　スポーツをして汗を流し、カラダをすっきりさせるだろうか。それとも、趣味に興じて生活を充実させるだろうか。

スポーツも趣味も、ストレス解消には効果的だ。しかし、ちょっとしたことでイライラするぐらいの場合、カラダを動かしたり、ひとつのことに熱中するのを面倒臭く感じる人もいるだろう。

そんな人にオススメしたいのが、簡単な作業に集中して取り組むことだ。たとえば、掃除や料理に目標を設定すること。部屋を隅々まできれいにすると自分に課したり、いつもよりきれいに野菜の皮をむいたり。非常に地味な作業だが、案外ストレス解消には効果的だ。日常作業がはかどるし、ストレスも解消できる。悪い影響は何もないのが一番のメリットだ。

もちろん、食事もストレス発散には有効だが、食べすぎて太ってしまうと、それがまたストレスの原因になることもある。ストレスが残らないよう、食事はほどほどにしたほうがよさそうだ。

答え

B・簡単な作業に集中して取り組む

12

太陽の光を浴びないとどうなる？

カラダにいいのはどっち？

A・病気のリスクが減る

B・適度に浴びないと病気になる

■日光は大腸がんを防ぐ

日光を浴びると、紫外線の影響で肌はどんどん老化してシミやそばかすも増えてしまう。強い日差しは肌にとって何もいいことがない。そんなイメージを抱いている人が少なくない。

確かに、紫外線によって肌荒れは加速するし、細胞が破壊され、皮膚がんを発症するリスクも高まる。長時間の日光浴に注意が必要なのは事実だ。

しかし、だからといって日光を浴びなければカラダにいいのかといえば、答えはノー。日光を過度にシャットアウトすると、カラダが弱くなり、最悪の場合、大腸がんになる可能性さえあるのだ。

人間は、日光を浴びることで体内よりビタミンDを生成する。このビタミンDが、丈夫なカラダをつくるのに必要不可欠な要素なのだ。ビタミンDには筋肉や骨を丈夫にし、さらにはストレスを軽減する効果が確認されている。また、カラダのコントロールにも影響している他、大腸がんの予防にも効果があるため、適度に浴びなければ病気になってしまうのだ。

答え

B・適度に浴びないと病気になる

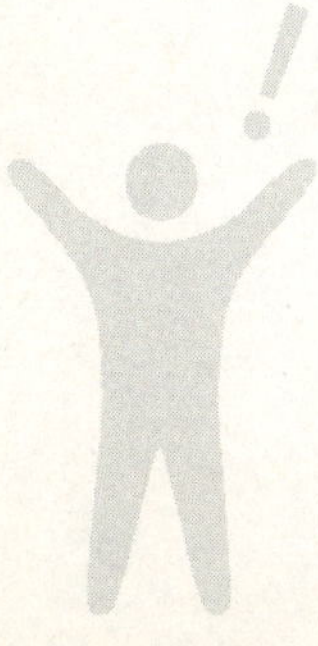

13

腰痛解消に効くのはどっち？

カラダにいいのはどっち？

A・ストレッチ

B・コルセット

■腰痛を治すならコルセットよりストレッチ

厚生労働省の研究班の調査によると、日本全国には２８００万人もの腰痛患者がいるという。中でも60代は男女ともに患者が多く、全体の４割を占める。

症状が深刻な場合もあるが、大部分の人は筋筋膜性腰痛と呼ばれる腰痛に分類される。筋肉が硬くなったり、血行が悪くなったりすることで腰に痛みを感じるようになる症状だ。

この腰痛の場合は、ストレッチをすることで症状を改善することができる。コルセットでも痛みを抑えることはできるが、腰の筋肉や血行の状態は変わらないため、根本的な問題解決にはならない。むしろ、コルセットに頼りすぎると腰痛の症状が悪化する恐れがある。面倒であっても、自分の筋肉で腰を支えられるようにすべきだ。

まずは、ストレッチで股関節を柔らかくすることから始めよう。そして、本格的にカラダを治したい人は、一度専門家に症状を診てもらい、自分に合った対策を見つけていただきたい。

答え

A・ストレッチ

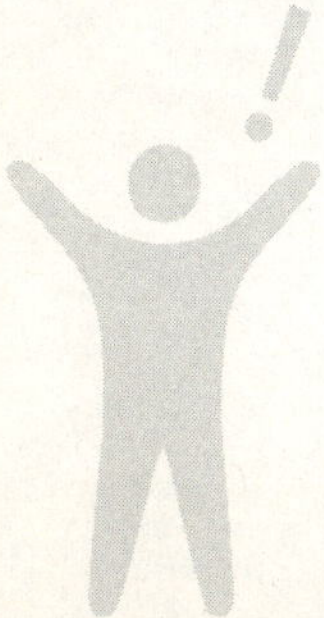

14

腹式呼吸を続ければぜん息が軽くなる？

カラダにいいのはどっち？

A・症状が軽くなる

B・症状を悪化させる

答え

A・症状が軽くなる

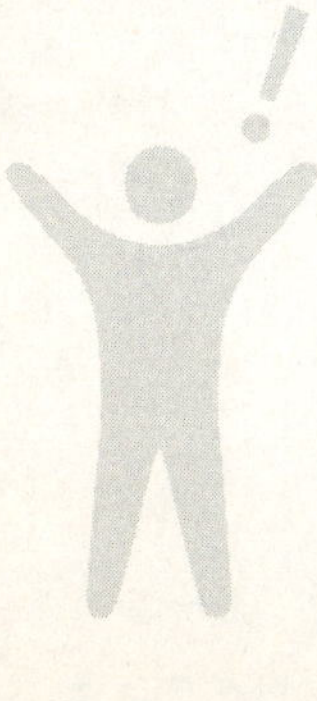

■簡単にぜん息が改善できる

最近は、子どもだけでなく大人でもぜん息に苦しむ人が増えている。子どもの頃のアレルギーやタバコの煙などが原因でぜん息となり、それ以降、慢性的に呼吸が苦しいという人たちだ。

この苦しみをなんとか改善できないものか。そんな思いを抱く方にオススメの対策が、腹式呼吸の習慣を身につけることだ。よく聞く話ではあるが、その効果は医学的にも実証されている。

まずは仰向けに寝て、お腹を目一杯膨らませよう。ポイントは、肩や胸をなるべく動かさず、お腹で息を吸うこと。胸とお腹に手を当てるとわかりやすい。続いて、息をゆっくり吐きながら、お腹をへこませる。やってみると、腹筋を結構使うことに気づくはずだ。

この呼吸を１日に２～３回行う習慣が身につけば、呼吸はかなり楽になり、ぜん息の改善が期待できる。また、腹式呼吸には自律神経を整えるという、うれしい効果もある。イライラしたり、あせったりしたときにも、試してみることをオススメしたい。

第2章

カラダにいい食事はどっち？

15

塩分を控えるとどうなる？

カラダにいいのはどっち？

A・死亡率が上がる

B・死亡率が下がる

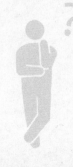

■塩分は悪者ではない？

日本人は塩分を摂り過ぎだとよく言われる。醤油やみそ汁などの食事が高血圧の原因となり、死亡率の上昇を招いているとも指摘される。確かに、ＷＨＯが推奨する塩分量が１日５グラムであるのに対し、日本人は１日12グラムを摂取。推奨値の倍以上の数値だ。

しかし、それが健康に悪いとは言い切れない。むしろ、塩分の影響を調べた実験によって、塩分摂取量が多い人は、寿命が縮まるどころか長くなることがわかっているのだ。逆に５グラムしか塩分を摂取しない場合、12グラムを摂取する場合より死亡率が80％も上がると報告されている。

そもそも塩分は、人間が活動する上で欠かせない成分だ。不足が深刻化すればめまいや貧血、脱水症状を引き起こす可能性もある。ほどほどに摂取しなければカラダの機能を維持できないのだ。

もちろん、塩分の取りすぎが脳卒中などのリスクを高めることも事実。塩分は控えすぎず摂りすぎないようにするのがカラダには一番だ。

答え

Ａ・死亡率が上がる

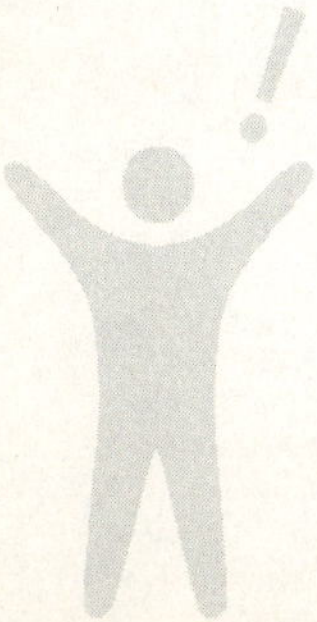

16

水は1日にどのくらい飲んだほうがいい？

カラダにいいのはどっち？

A・1〜1・5リットル

B・2リットル以上

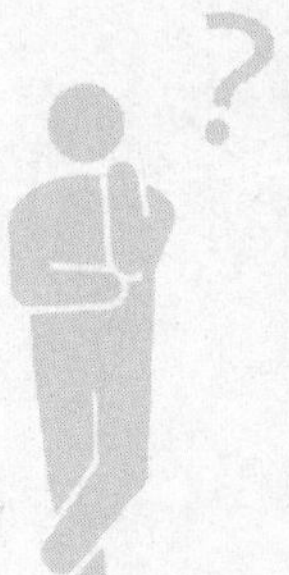

■たくさん飲んでも毒素は出ない

人間のカラダは、約67％が水分でできている。それなら当然、水分を摂らなければ身体機能を維持できないが、それでは人間が活動するためには、1日にどのくらい水を飲めばいいのだろうか？

一般的に、身体維持のためには体重の4％の水分が必要だとされている。そうなると、体重が50キロの場合はおよそ2リットルの水分が必要なわけだが、ここで注意してもらいたいのは、必要なのはあくまで「水分」だということ。食事からも水分を摂っているため、水を毎日2リットルも飲む必要はない。1〜1・5リットル摂っていれば十分なはずだ。

水をたくさん飲めば毒素を尿から排出できるという意見もあるが、効果的なのは1・5リットルまでで、これを超えると毒素はあまり出なくなる。むしろ、飲みすぎで血液量が増えて心臓に負担をかけたり、カラダに水素がたまって病気の元になったりする。下手をすると、血中のナトリウム濃度が低下して心身に悪影響を与える恐れもあるため、飲みすぎには注意しよう。

答え

A・1〜1・5リットル

17

冷たい水を積極的に摂るとどうなる？

カラダにいいのはどっち？

A・血液がサラサラになる

B・血液がドロドロになる

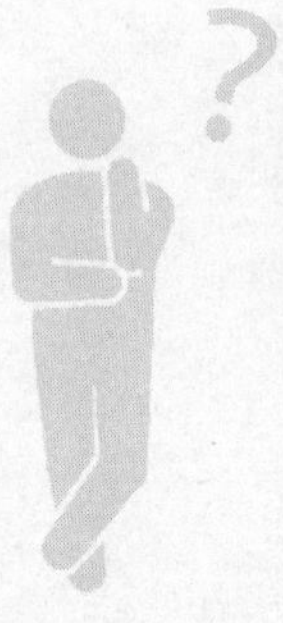

■水の飲みすぎに注意

　血液がサラサラだとカラダにいいというイメージは、広く共有されている。血液の流れがよければ動脈硬化のリスクが下がり、血管が傷ついた場合もスムーズに修復成分を送ることができるが、逆に血液がドロドロだと、血液の成分が流れにくくなり、カラダの不調を防ぎにくくなってしまう。

　では、どうすれば血液をサラサラにすることができるのだろう？　過去には水を積極的に飲むよう促す健康法がブームになったが、果たして効果はあるのだろうか？

　結論から言えば、水をたくさん飲んだからといって、血液の流れはよくならない。もちろん、血液の元は水分だから水を摂取することは大事だが、冷たい水を大量に飲み続けるのはやめたほうがいい。カラダが冷えて血液の流れが滞り、本来燃焼するはずの中性脂肪やコレステロールがカラダに残り、血液がドロドロになる可能性があるからだ。

　1度に多くの水を摂るのではなく、こまめに少しずつ飲むことを心がけるようにしよう。

答え

B・血液がドロドロになる

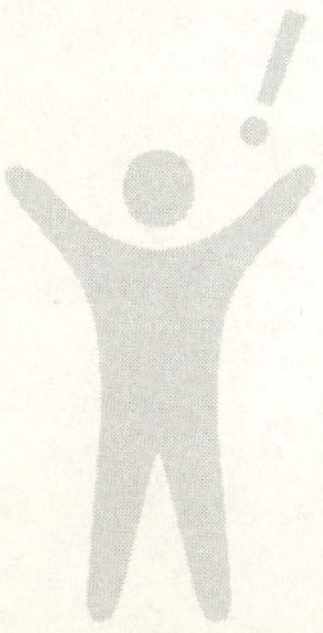

18

肉の脂肪はカラダにいい？

カラダにいいのはどっち？

A・ボケやすくなる

B・肌にいい

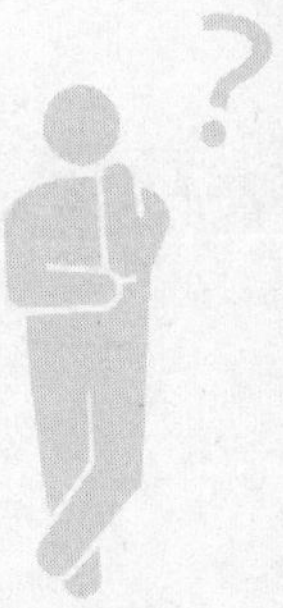

■食べすぎなければ疲労回復効果あり

太るから食べたくないと思う方でも、肉はなるべく食べるようにしたほうがいい。悪者扱いされがちな肉だが、肉を食べなければカラダはうまく動いてくれない。肉は、筋肉や臓器の元であるタンパク質の供給源だからだ。

ただし、脂肪の摂りすぎには注意が必要だ。というのも、肉の脂肪や乳製品には、飽和脂肪酸という脂質が含まれており、摂取量が増えると、動脈硬化の原因であるコレステロールが合成されやすくなり、さらには認知機能が低下してボケやすくなってしまうのだ。

もちろん、脂質自体が悪いわけではない。脂質はエネルギーのもとであり、なければ疲労がたまり、免疫力も低下する。摂取の目安としては、１日に必要なエネルギーの20～30%を摂るといい。成人男性の基準値２０００キロカロリーをベースにすると、約４５０キロカロリーでおよそ50グラム。完全に脂質を排除せずに、この数字の範囲内で摂取しよう。

答え

A・ボケやすくなる

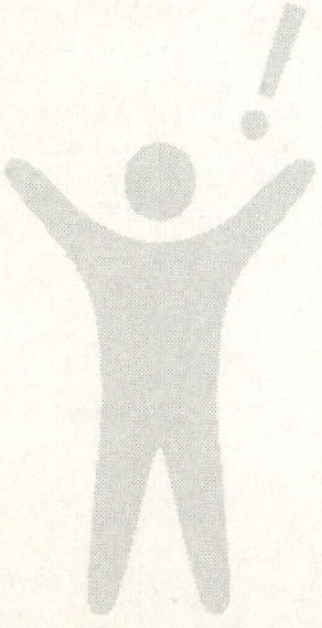

19

加工肉はカラダにいい？

カラダにいいのはどっち？

A・心筋梗塞のリスクが下がる

B・心筋梗塞のリスクが上がる

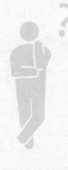

答え

B・心筋梗塞のリスクが上がる

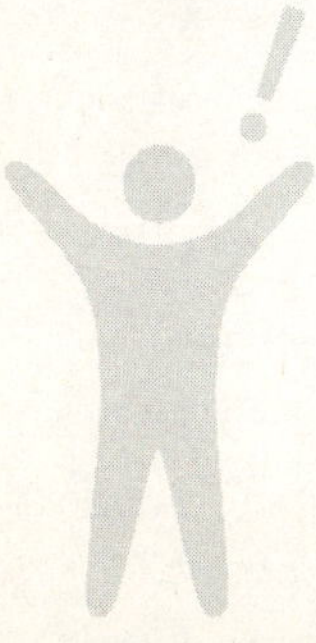

■食べすぎている人は控えたほうが無難

ハムやソーセージなどの加工肉は、調理に手間を加えず簡単に食べることができる。肉と比べて油が少ないようにも見えるため、よく買うという人もいるのではないだろうか。

しかし、手軽さに惹かれて食べ続けると、病気のリスクが上がるかもしれない。ハーバード大学の研究者が、加工肉を1日50グラム食べ続けると、心臓病や糖尿病発症に繋がる可能性があると指摘しているからだ。50グラムというとソーセージ1本分ぐらいだから、加工肉好きには結構つらい。だが、加工肉には多くの塩分や添加物が含まれており、その中には飽和脂肪酸という、肥満や病気の元になる成分が含まれている場合があるため、食べすぎには注意が必要だ。

ただ、平均で13グラムしか摂取していない日本人の生活スタイルなら、リスクはあまり高くないため、過度に摂取を制限する必要はないだろう。病気の元だと加工肉を避けるのではなく、適度な量を摂取することが、賢い食事方法だ。

20

脂肪の多い魚はカラダにいい？

カラダにいいのはどっち？

A・心臓病のリスクが下がる

B・心臓病のリスクが上がる

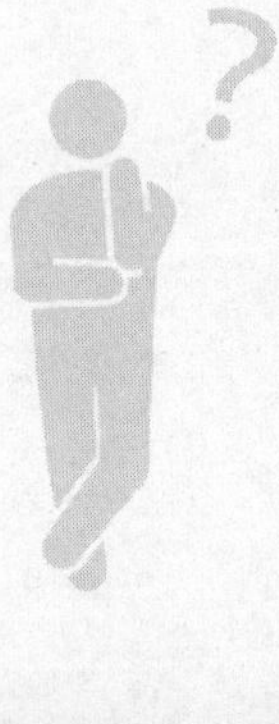

■「魚はカラダにいい」は本当

どちらも料理のメインを張る食材なのに、どうしてここまでイメージが違うのだろうか。

悪者扱いされる肉と比べて、魚はカラダにいいとみなされることが多い。血液がサラサラになったり、ダイエットに効果的だったりと言われることがあるが、果たして本当なのだろうか？

結論から言うと、世間のイメージどおり、魚は必要な栄養素を摂ることができる優秀な食材だ。サバやアジなどの脂肪の多い青魚は、特に健康効果が期待できる。

たとえば、青魚に含まれるＥＰＡという物質は、血糖値の上昇を抑えるホルモンの分泌を促したり、満腹感を高めたりする効果が確認されている。

このＥＰＡは、ＤＨＡなどとともにオメガ3脂肪酸と呼ばれており、世界各国の健康機関が、一定量の摂取を呼びかけている。週に1～2回、魚を摂る習慣を定着させれば、心臓病のリスクを下げることもできるため、面倒であっても刺し身か焼き魚にして食べることをオススメしたい。

答え

A・心臓病のリスクが下がる

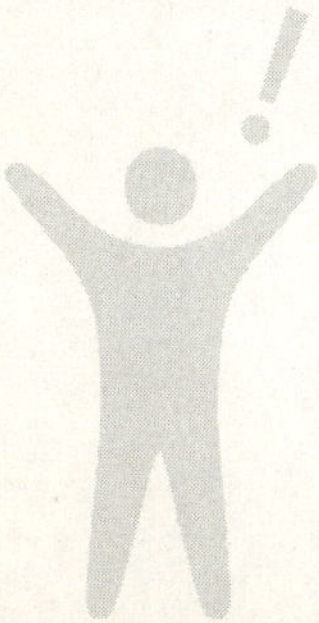

21

ウナギを食べるとどんな効果がある？

カラダにいいのはどっち？

A・風邪予防

B・スタミナ増強

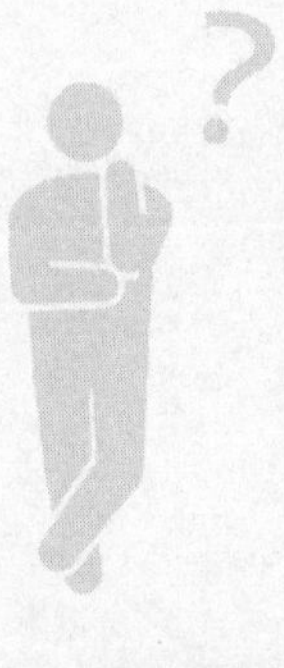

■食生活の変化でウナギの効果が変わった？

夏バテ予防食品として、ウナギは重宝されている。江戸時代からスタミナ増強食として庶民に好まれてきたことは有名だ。

しかし、実は現在の水準から考えると、ウナギにはそこまでスタミナ増強効果が期待できないのである。というのも、江戸時代以前の日本人の食生活では、ビタミンＢ１が不足しがちで、脚《かっ》気《け》になる人が多かった。脚気は、食欲を減退させたりカラダをだるくさせたりする病気だ。この脚気対策としてビタミンＢ１を含むウナギが好まれたのだが、食の質が向上した現在では、ビタミンＢ１の確保が容易となり、カラダをだるくさせる脚気に悩まされることはなくなった。

とはいえ、ビタミンＢ１以外にも、ウナギは健康効果のある成分が豊富だ。特に多いのがビタミンＡで、風邪や胃腸病予防が期待できる。スタミナ増強とまではいかないかもしれないが、秋から冬にかけての旬の時期に食べれば、風邪予防にも役立つはずだ。

答え

Ａ・風邪予防

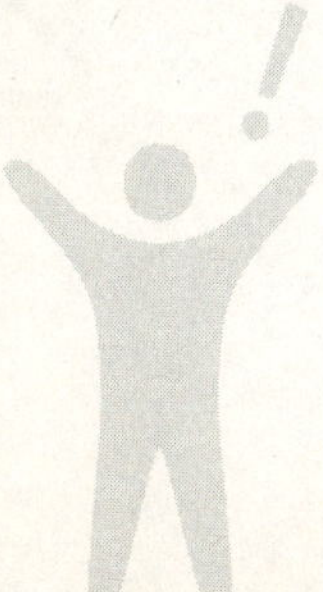

22

野菜をたくさん食べるとがんのリスクが減る？

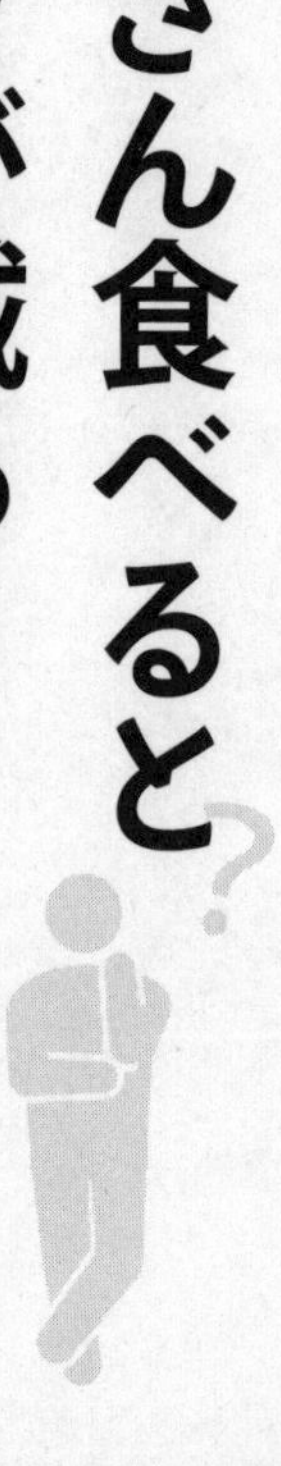

カラダにいいのはどっち？

A・たくさん食べると予防効果が高くなる

B・たくさん食べても予防効果はない

■一定量を摂れば十分

野菜には、ビタミン類をはじめ多くの栄養素が含まれている。そうした栄養素の中には、がん予防に効果があると考えられているものもあり、摂取が推奨されてきた。

だが、最近では、野菜の健康効果がそこまで高くないと示す研究も増えてきている。とくに、「野菜をたくさん摂ればがんを予防できる」という考えは、現在では誤りだとみなされている。栄養素を得るために野菜の摂取は必要だが、必要量以上を食べたからといって、効果は表れないことがわかったのだ。つまり、定期的に野菜を食べている人が野菜をたくさん食べても、がんのリスクを減らす効果は期待できないわけだ。

個別のがん研究が進めば、野菜のがん予防効果がもっとはっきりわかるかもしれないが、現状では、野菜が必ずしもがんのリスクを下げるとはいえない段階だ。当分は、タンパク質や炭水化物、脂質など、他の栄養素とのバランスを考え、極端な食事は避けるようにしよう。

答え

B・たくさん食べても予防効果はない

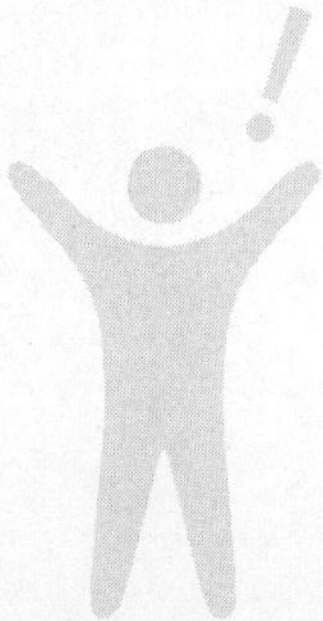

23

こげを食べるとがんになる？

カラダにいいのはどっち？

A・普通に食べる分にはがんは発症しない

B・がんの発症リスクが高まる

■こげていても大丈夫

こげを食べるとがんになると、誰もが一度は聞いたことがあるだろう。がんになるというインパクトは、一度聞いたらなかなか忘れられないもの。こげた部分を避けたいと思うのは、当然の心理だ。

だが、安心してほしい。確かに、タンパク質がこげるとアミノ酸の一部が発がん性物質になるが、普通の料理で出る程度の量では、食べたとしても健康に害はないのだ。

こげに発がん性物質が含まれているといっても、その量はわずか。１日に何百キロものこげを食べない限りがんになる危険性はないし、ごはん・パンなどの炭水化物や野菜、果物にいたっては、発がん性物質は含まれていない。

真っ黒にこげた料理を食べるのは気が引けるが、少し焦がした程度で味も気にならないのなら、気にせず食べて食事を楽しもう。

答え

A・普通に食べる分にはがんは発症しない

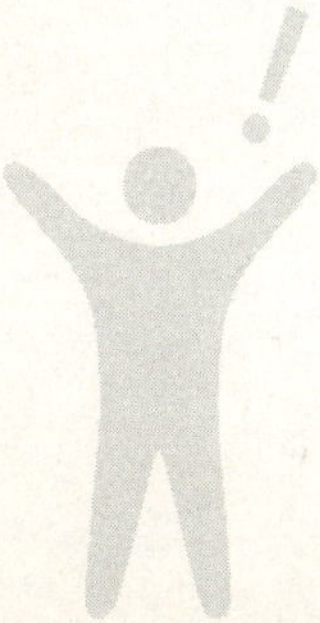

24

オーガニック食品は栄養面で優れている？

カラダにいいのはどっち？

A・普通の食品と変わらない

B・普通の食品より栄養が豊富

■栄養面は普通？

高くてもカラダにいい食品を食べたい。そんな思いでオーガニック食品に手を出す人は少なくない。化学肥料や農薬、抗生物質を使わないため、確かにカラダによさそうだ。

しかし、オーガニック食品の先進国・アメリカから、そのイメージを覆す研究結果が発表された。過去のオーガニック食品に関する200以上の研究を再検証した結果、栄養面に関して、一般の食品よりもオーガニック食品が優れている点は見当たらなかったというのだ。

ただ、補足しておくと、栄養面は普通でも、オーガニック食品が無意味だというわけではない。抗生物質を使うとその抗生物質に耐性をもった菌やウイルスが発生する可能性があるが、オーガニック食品ならその心配はいらない。環境にいいという意見も間違っていない。

だが、なんでもかんでも効果があると思うのは、明らかにいきすぎだ。オーガニックだからと安易に飛びつかず、食事のバランスをとることを優先したいところだ。

答え

A・普通の食品と変わらない

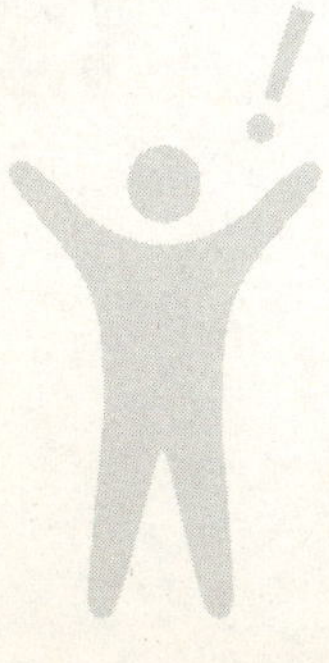

25

市販のオリーブオイルはカラダにいい？

カラダにいいのはどっち？

A・健康効果が不明なものが多い

B・心筋梗塞のリスクを下げる

■カラダにいいけど本物は高い

最近は、健康効果があるとしてオリーブオイルが世界中で人気だ。摂り過ぎはカラダによくないが、きちんと量をコントロールすれば、心筋梗塞や脳卒中のリスクを下げる効果が期待できる。

しかし、健康効果を実感したいなら、市販の手頃な値段で買えるオリーブオイルには気をつけたほうがいい。実は、そうした安いオリーブオイルには、効果の怪しいものが多いのだ。

というのも、最高品質の天然オリーブオイルは、エクストラバージンオリーブオイル（ＥＸＶオリーブオイル）と呼ばれるが、日本の表示ルールでは、精製されたオリーブオイルであっても、ＥＸＶオリーブオイルと表示することができてしまう。健康効果があれば問題はないが、精製過程で化学処理されると有効成分がなくなってしまうため、健康効果があるかは微妙なところだ。

高品質なものだと、２５０ミリリットルで２０００円はくだらないため、この値段より明らかに安い場合は、本来の健康効果はあまり期待しないほうがいいかもしれない。

答え

Ａ・健康効果が不明なものが多い

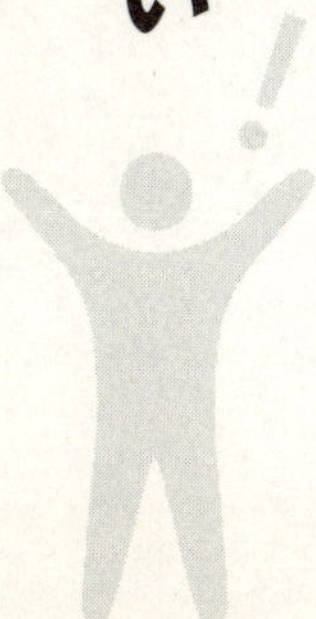

26

経口コラーゲンは肌にいい？

カラダにいいのはどっち？

A・効果はほとんどない

B・肌を再生させる可能性あり

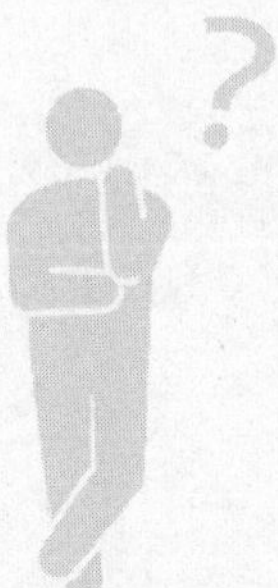

■これからの研究に期待

ここ最近、美肌効果や肌の老化予防効果があるとして、コラーゲンが人気を集めている。健康食品として発売される経口コラーゲンや化粧品など、一度は見たり聞いたりしたことがあるだろう。

最近では「健康効果は期待できない」という意見も少なくないが、その一方で、カラダの傷や肌のダメージを回復させる効果が期待できるという研究もある。どちらが正しいのだろうか？

効果が期待できないといわれるのは、コラーゲンは胃や腸で分解されてほとんど吸収されないから。しかし、最近の研究では、分解されたコラーゲンの一部は体内に吸収されることがわかっている。その吸収分がきっかけで、体内でコラーゲンを作る細胞を増殖させる可能性があるというのだ。

ただ、まだまだわかっていないことが多いため、肌の保湿やアンチエイジングに興味がある人は、コラーゲン入りの健康食品に頼るよりも、食事や睡眠に気をつけたほうがいい。そのほうが、健康効果のわからないコラーゲンよりも有効な対策は多いはずだ。

答え

B・肌を再生させる可能性あり

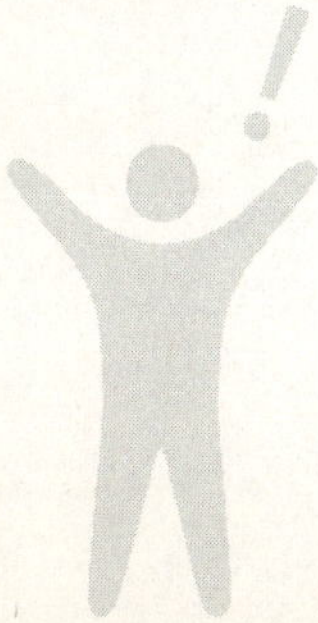

27

お酢の正しい飲み方はどっち？

カラダにいいのはどっち？

A・大さじ1～2杯を食後に飲む

B・大さじ1～2杯を朝起きてすぐ飲む

■胃を傷つけないようにする

最近は、メディアでお酢の健康効果が注目されている。肉を柔らかくしたり、魚の臭みを消したりと、料理に欠かせないお酢だが、それ以外にも、疲労回復効果や食欲の増進、さらには内臓脂肪の減少に効果があるなど、健康に寄与することがわかっているのだ。

その影響もあって、スーパーや百貨店には多くの「飲むお酢」が並んでおり、健康効果を聞けば、思わずほしくなるようなものばかり。しかし、きちんと効果を実感するためには、飲むタイミングも気にかける必要がある。カラダにいいといっても、摂取するタイミングが悪ければ、逆効果になるかもしれないのだ。

お酢の効果を実感するためには、朝起きた直後や空腹時は避け、食後に飲むようにしてほしい。空腹時にお酢を飲むと、胃を傷つけてしまう可能性があるからだ。飲む量や濃度もきちんと守らなければ効果が出ないため、商品表示等で知っておくようにしよう。

答え

A・大さじ1～2杯を食後に飲む

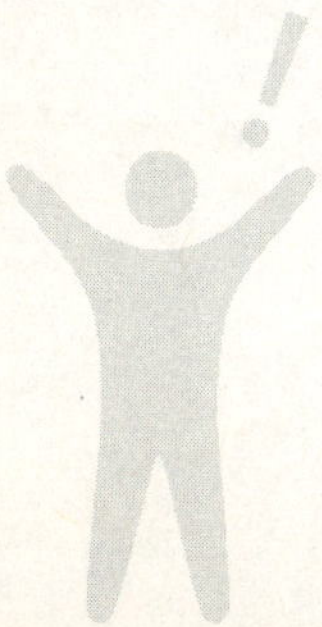

28

鉄分を多く摂れるのはどっち？

カラダにいいのはどっち？

A・ひじき

B・レバー

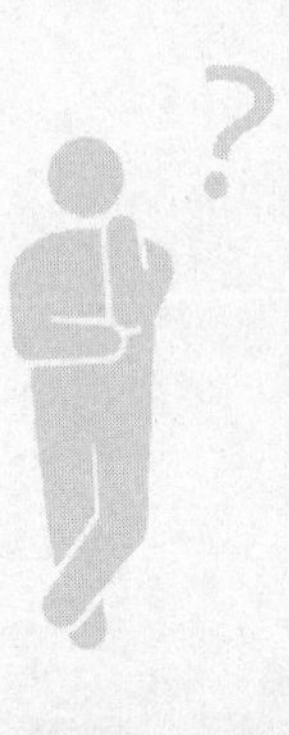

■鉄分の新しい常識

鉄分が不足すると、認知機能・免疫機能・運動機能・体温の低下など、とにかくカラダに悪影響を与える。鉄分不足に陥らないためには、意識的に鉄分豊富な食品を摂ることが重要だ。

では鉄分豊富な食品とは何か？　代表的なのはひじきだ。「鉄分の王様」という呼び名もあるほど、ひじきは鉄分のイメージが強い。

しかし、現在はその地位が揺らぎつつある。ひじきに含まれる鉄分は以前は１００グラムあたり約58ミリグラムとされていたのに対し、今はその約9分の1、約6ミリグラムと大幅に減少しているのだ。この数値は、文科省下の審議会が発表する日本食品標準成分表に記載されている。

理由は単純で、以前は鉄鍋でひじきを戻していたため、鍋の鉄分が溶けてひじきの鉄分が多いように見えていたのだという。異論もあるが、事実なら１００グラムあたり約18ミリグラムの鉄分を含むレバーに及ばないことになる。鉄分の王様という称号は、今後は通用しなくなるかもしれない。

答え

B・レバー

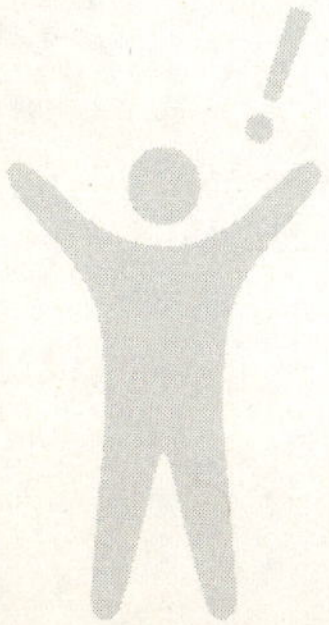

29

カルシウムの吸収効率を上げるのはどっち?

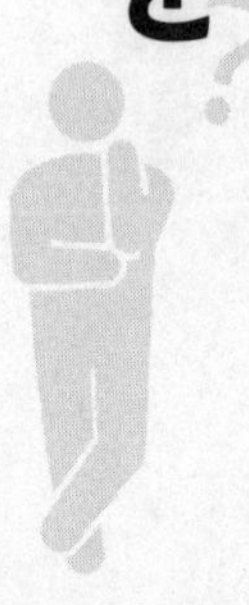

カラダにいいのはどっち?

A・梅干

B・レモン

■カルシウムは吸収効率が悪い

牛乳にはカルシウムが豊富に含まれている。その割合は1リットルに１２００ミリグラム。ＷＨＯが1日に摂取すべきだと定めているのは４００～５００ミリグラムであるため、牛乳５００ミリリットル飲めば十分カルシウムを摂取できることになる。

だが、それはカルシウムがカラダに吸収されればの話。これだけ豊富にカルシウムを含んでいるにもかかわらず、牛乳のカルシウムはほんの一部しかカラダに吸収されないのだ。

もともと、カルシウムは吸収率の低い栄養素で、乳製品でもその吸収率は50％程度。効率的にカルシウムをとるには、吸収率を上げる食品を一緒に摂るといい。クエン酸を含むレモンや、不飽和脂肪酸を含む魚介類・大豆なら、吸収率を高めてくれるだろう。

逆に、リンを含む肉や、ナトリウムを含む梅干しなどは、カルシウムの吸収効率を悪化させるため、摂取には注意してもらいたい。

答え

B・レモン

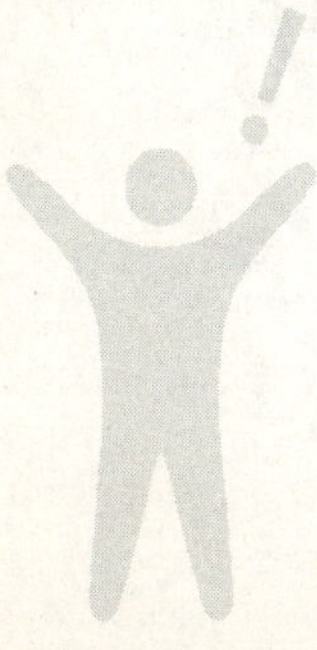

30

たまごの食べすぎでコレステロール値が上がる?

カラダにいいのはどっち?

A・大して上がらない

B・上昇して心筋梗塞の恐れあり

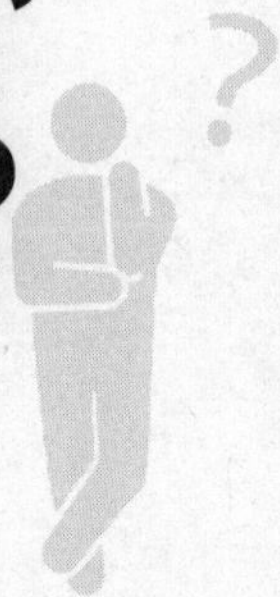

答え

A・大して上がらない

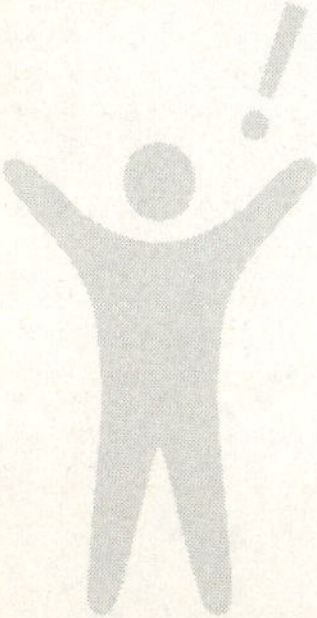

■食べすぎても溜め込まない

脂質の一種だからだろうか。コレステロールは健康の敵として目の敵にされることが多い。確かに、血中のコレステロール値が著しく上昇すると動脈硬化が進み、最悪の場合、心筋梗塞や脳梗塞に陥る危険もある。

だが、たまごを食べすぎたからといって、実はコレステロール値は大して上がらない。というのも、食べ物から摂取するコレステロールは全体の2割に過ぎず、残りの8割は肝臓で生成されているのだ。仮に食事から摂取したコレステロールが多くても、肝臓から生成される分が抑制されるため、急激にコレステロール値が上がることはない。

むしろ、大半が体内でできることからもわかるように、コレステロールはカラダになくてはならない成分だ。細胞膜を生成して細胞を守ったり、ホルモンを構成したりと、その役割は幅広い。不足すれば病気のリスクが上がるため、無理に制限するのはやめよう。

31

血圧を下げる食品はどっち？

カラダにいいのはどっち？

A・マシュマロ

B・チョコレート

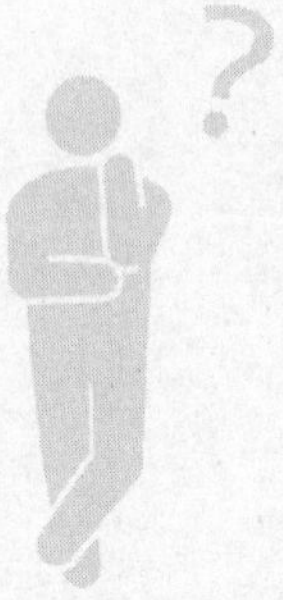

■もともとは薬だった

小腹がすいたとき、もしくはストレスを発散したいとき、手元に甘いお菓子があるとありがたいものだ。とくにチョコレートは、脳をリラックスさせる効果が高く、仕事の合間に食べると作業を効率化できるというデータもある。

そして意外なことに、チョコレートには血圧を下げるという、うれしい効果もある。チョコレートに含まれるポリフェノールの一種エピカテキンに、血圧上昇を抑える効果があるのだ。

ただし、効果が期待できるのは、甘いミルクチョコレートではなくビターチョコレートのみ。甘いチョコのほうが好き、という方もいるとは思うが、ビターチョコレートの効果は確かだ。愛知大学の教授と明治製菓が行った実験では、カカオ72%のチョコレートを毎日150キロカロリーずつ食べるだけで、4週間後には血圧が下がることがわかっている。もちろん、血圧を下げるのにいいといっても、カロリーに気をつけることを忘れずに。

答え

B・チョコレート

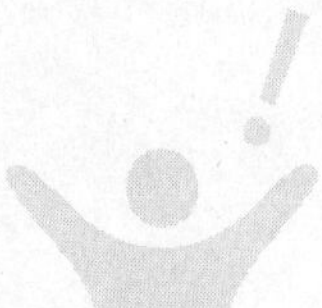

32

間食に適しているのはどっち？

カラダにいいのはどっち？

A・ナッツ

B・バナナ

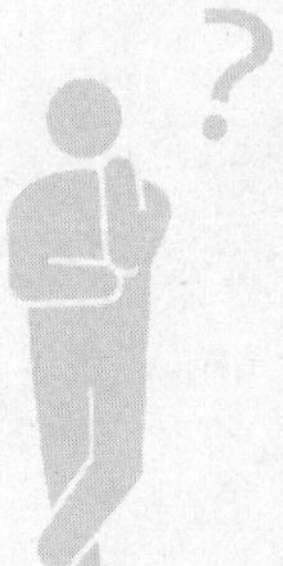

■小腹がすいたときの味方

小腹はすくけど、なるべく太りにくいものを食べたい。できれば健康効果があるとうれしい。そんなわがままを叶えてくれる食べ物がある。アーモンドやカシューナッツなどのナッツ類だ。脂肪分が多く健康に悪いイメージの強いナッツだが、それは誤り。ナッツに含まれる脂肪は不飽和脂肪酸という良質な脂肪で、血中コレステロールの調整や脳神経の発達など、多くの健康効果が期待できる成分なのだ。実際、ハーバード大学の研究では、1日28グラム以上のナッツを週2回以上食べている人は、まったく食べていない人よりも死亡リスクが約15％も減少することがわかっている。お菓子と比べて腹持ちもいいため、間食にはうってつけだ。

なお、腹持ちがいい食べ物として、バナナが注目されることもあるが、1本あたり100キロカロリーほどあるのがネック。定期的に運動をしない人なら、毎日食べると太ってしまうだろう。職場で手軽に食べたいなら、簡単に摂れるナッツのほうがオススメだ。

答え

A・ナッツ

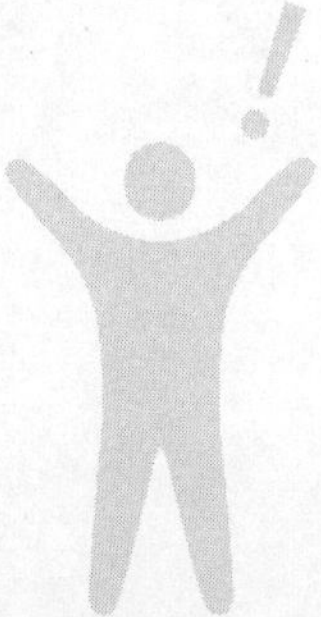

33

甘いものを食べても太りにくいのはどっち？

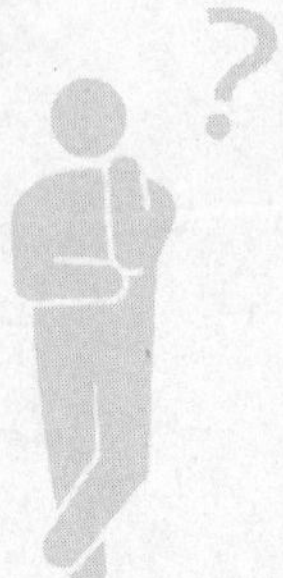

カラダにいいのはどっち？

A・間食

B・昼食後

■血糖値の状態がカギ

甘いものを食べると、イライラしていてもリラックスできる。チョコレートやケーキなどに含まれる糖質が脳のエネルギーとなり、快楽物質であるエンドルフィンを分泌させるからだ。

一方で、砂糖を摂ると血糖値が急激に上昇し、その後、急激に下降する。しかも、摂りすぎれば血糖値を下げるインスリンの分泌量が増えて脳内が糖不足になり、リラックスどころかストレスをためる可能性もあるため、摂取量には注意が必要だ。

そして、太らずに甘いものを楽しみたい場合は、量だけでなく、いつ食べるかも気をつけてもらいたい。

「3時のおやつ」というように、甘いものは間食するといいイメージがあるが、空腹時に甘いものを食べると、糖質が脂質に変換されてカラダにたまる恐れがある。脂肪を蓄えたくない人は、血糖値が上がる間食時よりも脂肪がたまりにくい食後にデザートとして摂ったほうがいいだろう。

答え

B・昼食後

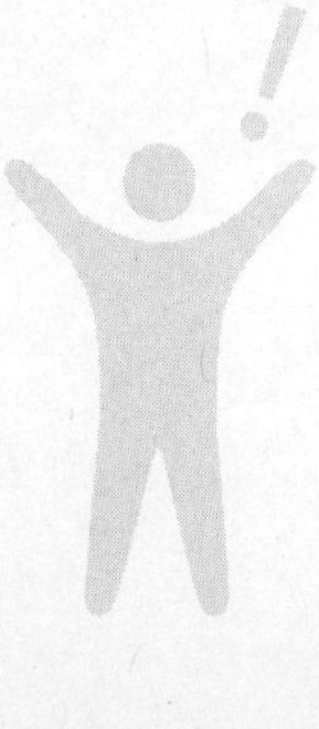

34

砂糖を摂ると太る？

カラダにいいのはどっち？

A・太る

B・太らない

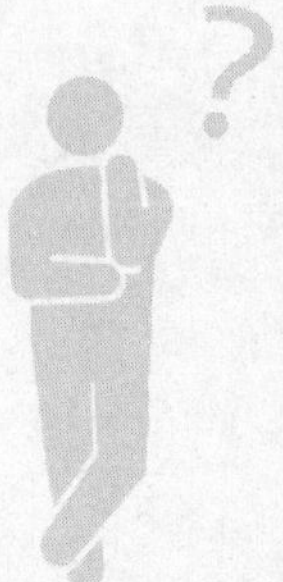

■砂糖に関する新定説

ケーキ、和菓子、チョコレートなど挙げていけばきりがないが、太りやすい食品にはだいたい砂糖が含まれている。

だが、意外なことに、1997年の段階でWHOは「糖類は肥満の直接的な原因ではない」という声明を発表している。つまり、砂糖を食べても太らないと、WHOは言っているのだ。

甘いものを食べると太るのは、卵やバター、油など、カロリーの高い食材が使用されている場合が多いからで、砂糖が特段悪いわけではない。

むしろ、砂糖は脳の主要エネルギーであるブドウ糖の供給源で、不足すれば脳の疲労が十分回復されず、実生活に悪影響を与えてしまう。

もちろん、砂糖を摂り過ぎれば血糖値は上昇するが、それは糖類を含む他の食品でも同じこと。調味料に使うなど、日常生活の範囲なら太ることはないから安心してほしい。

答え

B・太らない

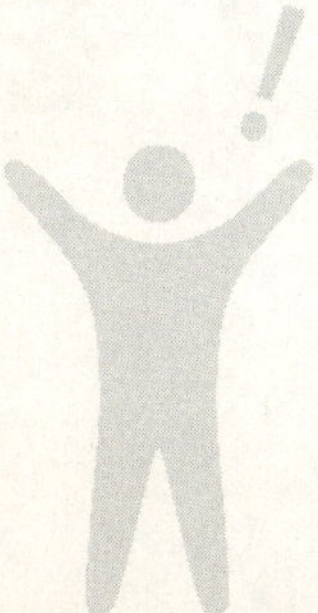

35

カラダがすっぱいものを求めるのはどんなとき？

カラダにいいのはどっち？

A・食欲がないとき

B・筋肉が疲労しているとき

■クエン酸が疲労回復に役立つ

ストレスがたまっているとき、カラダや脳が甘いものを求めているような気になる。それは、脳が甘いものに含まれる糖質からエネルギーを摂りたいとサインを送っているからだ。

同じように、すっぱいものを急に食べたくなることはないだろうか。これも、カラダがすっぱいものに含まれるある成分を求めているからで、筋肉の疲労回復効果がある。

その成分がクエン酸だ。レモンやオレンジ、酢など、我々がすっぱいと思う食品に含まれる成分で、疲労でダメージを受けた細胞を修復するのに役に立つと考えられている。そのため、クエン酸が体内で不足していると、カラダがその摂取を求めてサインを出すのである。

では、不足しないようにするには、どれぐらい摂取すればいいのか。目安としては1日2グラム、運動をする人なら5グラムを摂るといい。なお、細胞の修復機能は、カラダの中で常に働いているため、一度に大量のクエン酸を摂取するのではなく、こまめに摂取したほうが効率的だ。

答え

B・筋肉が疲労しているとき

36

ブルーベリーは目にいい？

カラダにいいのはどっち？

A・摂取量次第で視力がよくなる

B・目がよくなるというデータはない

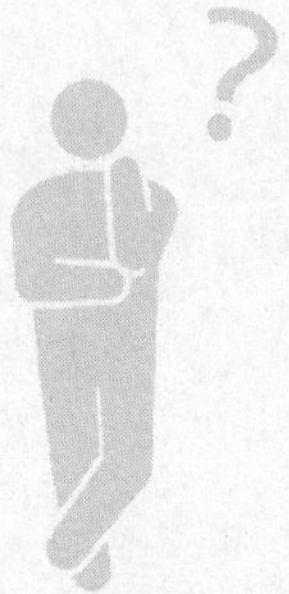

■目は簡単によくならない

誰もが一度は、「ブルーベリーを食べると視力が良くなる」という話を聞いたことがあるのではないだろうか。ブルーベリー成分入りのサプリメントも多数販売されており、健康効果に期待する人は少なくないはずだ。目が悪い人なら、どのくらい摂れば目が良くなるのだろう、と考えたこともあるだろう。

だが、残念なことに、実際にはブルーベリーに視力回復効果があるという確かなデータはない。国立健康・栄養研究所がまとめた『「健康食品」の素材情報データベース』には、ブルーベリーの効果に信頼性の高いデータはないと記されているし、サプリメントに使われるビルベリーにも視力回復効果はないという。

ただ、視力効果は示されていないものの、ブルーベリーに健康効果があるのは事実。老化を防ぐポリフェノールやビタミンC、食物繊維も含まれているため、カラダにいいのは間違いない。

答え

B・目がよくなるというデータはない

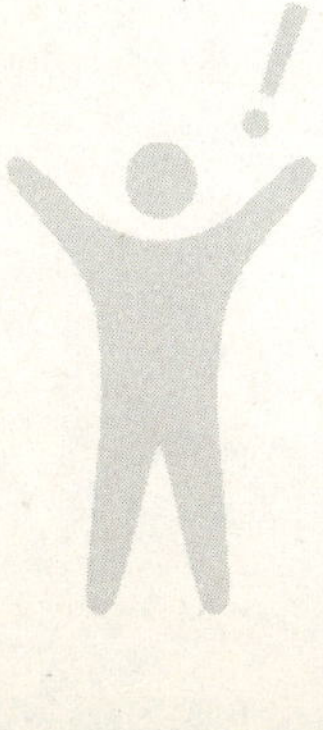

37

トクホは脂肪の吸収を抑える？

カラダにいいのはどっち？

A・他食品より脂肪減少効果がある

B・脂肪の吸収を抑える

■食べてもやせるわけではない

特定保健用食品——トクホと聞くと、どのようなイメージが浮かぶだろうか？　広告のキャッチコピーには、「脂肪の吸収を抑える」「カロリーを抑えられる」などの文字が躍っているため、体重が減るようなイメージを思い浮かべるかもしれない。

だが、それらはあくまでも広告のイメージ戦略。消費者庁の基準では、トクホは「脂肪の吸収を抑えること」を保証していないのだ。むしろ、消費者庁は過剰な広告を控えるよう企業に求めており、消費者にも成分表示表をよく見るよう促している。

そもそもトクホの目的は、食生活の改善を促すことであり、各企業が謳う効果を消費者庁が保証しているわけではない。体脂肪を減らす効果はあるが、その効果は「トクホ以外の食品と比べて」という限定的なもの。きちんと摂れば健康なカラダをつくるサポートにはなるが、あくまで補助的なものとして考え、購入するときは過度に期待しないほうがいいだろう。

答え

A・他食品より脂肪減少効果がある

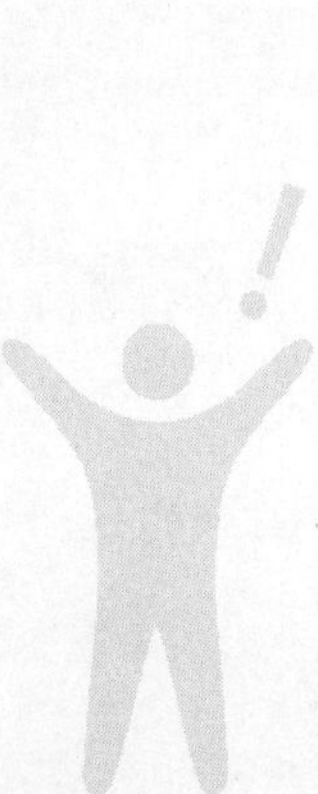

第3章

カラダにいい運動はどっち？

38

健康にいい有酸素運動はどっち？

カラダにいいのはどっち？

A・ウォーキング

B・ランニング

■急な運動は死のリスクを高める

健康のために運動をしようと思ったとき、あなたなら何から始めるだろうか？　昔スポーツをやっていた人なら、当時の練習を思い出してカラダを動かそうとするかもしれないが、それは非常に危ない。急な運動はカラダに負担をかけ、健康になるどころか悪影響を与える可能性があるのだ。

実際、運動中に死亡する原因のトップはランニングだ。突然死ぬとはいかなくても、慣れない運動で心臓や血管に負担をかけ、寿命を縮めている可能性もある。ジョギングに比べて激しいランニングは、初心者にはハードルが高いし健康効果はあまり期待できないのだ。

やるならば、カラダへの負担が少ないウォーキングのほうがいいだろう。血管の強化、心肺機能の向上、高血圧予防など、ウォーキングによる有酸素運動は健康にかなり有効だ。もちろん、最初は無理をせず、慣れてきたら少しずつペースや距離を伸ばすようにするといいだろう。

答え

A・ウォーキング

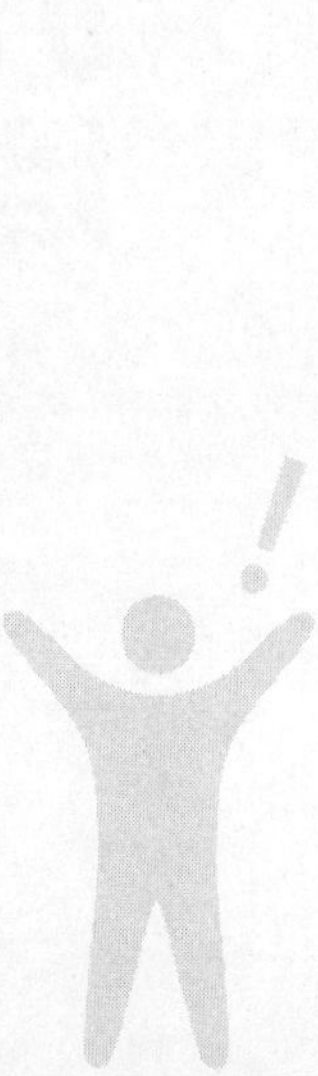

39

1日1万歩歩くのはカラダにいい？

カラダにいいのはどっち？

A・健康を害することもある

B・健康になる

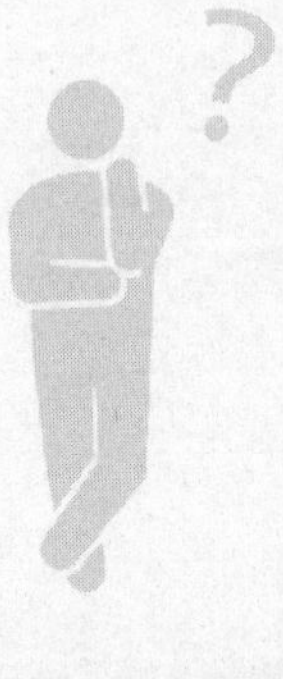

■ほどほどの運動が健康の秘訣

前述のとおり、初心者にとっては、運動量の多いランニングよりもウォーキングのほうが健康効果を実感できる。

「歩く」という行為は、特別な訓練をしなくてもすぐに実施できるため、運動が苦手な人でも取り組みやすいし、歩数を設定すれば目標も立てやすい。1日1万歩を目安に歩いています、という方も少なくないだろう。

しかし、歩数にこだわるのは、実は危険なことなのだ。確かに、歩数を増やし、運動量を多くすることで、ある程度体力や筋力はつくかもしれない。しかし、年をとると激しい運動は免疫力の低下につながり、動脈硬化のような血管病を引き起こすケースもあるのだ。

運動能力には個人差がある。慣れないうちは5000歩ぐらいを目標にして、カラダに負担をかけないほどほどの運動を心がけるといいだろう。

答え

A・健康を害することもある

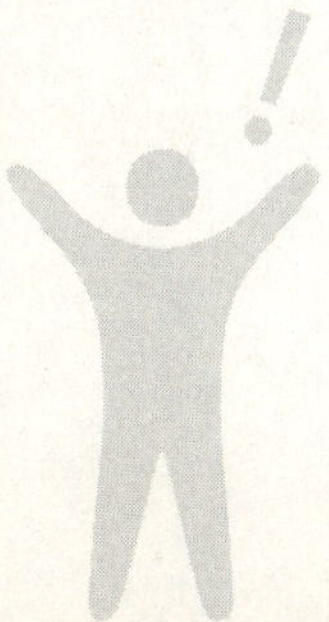

40

筋トレの効果 正しいのはどっち？

カラダにいいのはどっち？

A・食欲増進

B・うつ病を改善

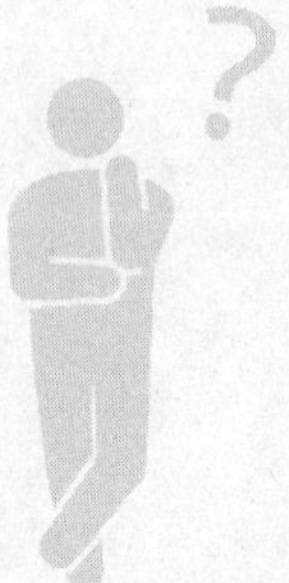

■筋トレの意外な効果

好きなスポーツをすることで、ストレスを発散したことのある人は多いだろう。カラダを動かして汗をかくことで、カラダだけでなく頭もすっきりするものだ。

医学的にも、運動がうつの改善に効果があるというデータは多数あり、脳疾患に由来する精神的な疲労の改善効果も期待できる。

そして意外なことに、カラダを動かす有酸素運動よりも、筋肉を鍛える筋トレのほうがうつ病改善に効果的なこともわかっている。筋トレによって大量に分泌される成長ホルモンが、心身を良好な状態に導いてくれるという説や、筋トレによって脳内でうつの原因成分を防ぐ物質が分泌されるという説など、理由はいくつか考えられるが、その効果は確かである。

ストレスを感じるときは、できる範囲で筋トレに取り組み、頭をスカッとさせてみるのもいいだろう。

答え

B・うつ病を改善

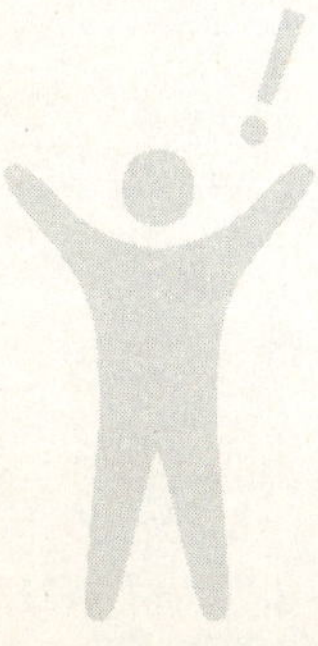

41

一度の運動量が多いとどうなる？

カラダにいいのはどっち？

A・体力がつく

B・病気になる

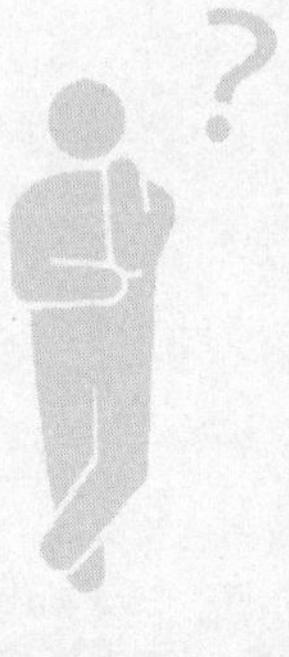

■激しい運動は寿命を縮める

運動はカラダにいいというイメージは誰もが抱いていることだろう。しかし、運動をすればするほどカラダにいい影響があるかというと、それは必ずしも正しくない。

もちろん、定期的な運動は健康効果を高めるし、脳を鍛えることもできる。問題は、一度に激しい運動を行うことだ。一度の運動量が多ければ、その分心臓や血管に負担がかかってしまう。

そして何より、活性酸素が増加することが激しい運動の一番の問題だ。活性酸素には、体内に侵入する菌を退治する機能がある反面、殺傷能力が高いため、増えると細胞を老化させたり、免疫力を低下させたりしてしまう。最悪の場合、免疫力の低下でがんにかかる可能性もあるため、できれば増加は抑えたいところだ。

ただ、活性酸素は体内で消費された酸素量に応じて一定の割合で発生するため、無理な運動を控えれば問題にはならないだろう。筋肉を酷使せず、休憩をはさんで運動するようにしよう。

答え

B・病気になる

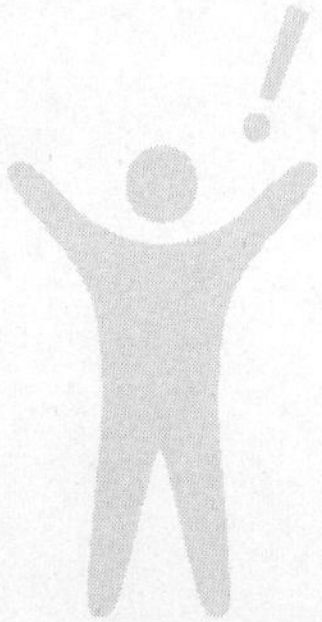

42

運動前の準備
正しいのはどっち？

カラダにいいのはどっち？

A・ストレッチ

B・ラジオ体操

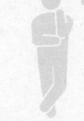

■カラダをゆっくり伸ばすのは危険

運動前に準備体操をすると、ケガのリスクを下げることができる。当たり前のように認知されていることではあるが、医学常識の変化は激しく、危険な準備体操があることもわかっている。たとえば、ストレッチの効果について。運動前のストレッチはカラダが伸びてケガを防げるイメージがあるが、実は、運動前にストレッチをしてもケガの予防にはならないのである。

筋肉をゆっくり伸ばすストレッチは、静的ストレッチと呼ばれている。この静的ストレッチには心身をリラックスさせる効果が期待できる反面、筋肉の弾性を奪うという指摘もあるのだ。そのため、運動前には控えたほうがケガのリスクを下げることができる。ただ、習慣化している人が急にやめるとケガをしたという報告もあるため、無理にやめる必要はないだろう。

運動前に筋肉をほぐすには、動的ストレッチが有効だ。ラジオ体操のように、関節を動かすストレッチがそう。肩こり解消効果も期待できるため、覚えておいて損はないはずだ。

答え

B・ラジオ体操

43

運動して脂肪が燃え始める時間はどっち？

カラダにいいのはどっち？

A・5分でも燃える

B・20分以降

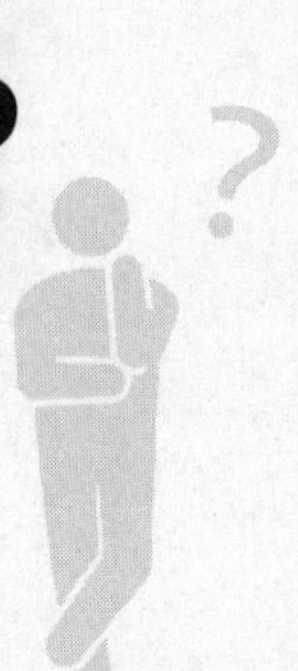

答え

A・5分でも燃える

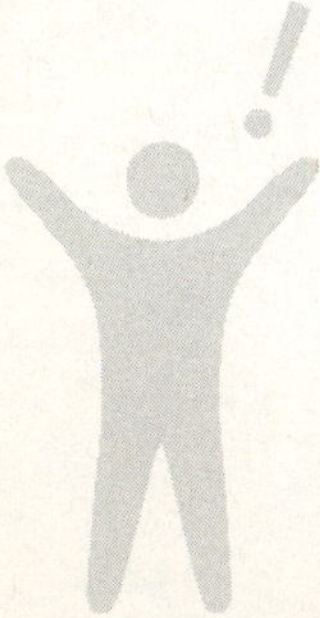

■体脂肪は常に使われている

体脂肪を燃やすためには20分は有酸素運動を続ける必要がある、とよく言われる。慣れれば大したことはないかもしれないが、毎回20分以上歩いたり走ったりするのは、いざ運動を始めようと思っている人には面倒なことだ。

しかし実際には、もっと短い5分程度の有酸素運動でも、実は体脂肪は燃焼する。5分×4のウォーキングの体脂肪燃焼量と20分×1のウォーキングの体脂肪燃焼量は変わらないのだ。

確かに、体脂肪の血中濃度は20分を経過すると高くなるが、だからといって短時間の運動で体脂肪が燃えないわけではない。20分以降は少し効率が上がる程度で、運動直後から体脂肪は燃え始めているのである。

ただ、食後は体脂肪の燃焼効率が悪いため、有酸素運動をするならある程度消化が終わってからにしたほうがいい。最低でも1時間は時間を空けるといいだろう。

44

年をとると代謝量が落ちる？

カラダにいいのはどっち？

A・原因は運動不足

B・加齢が代謝量低下を招く

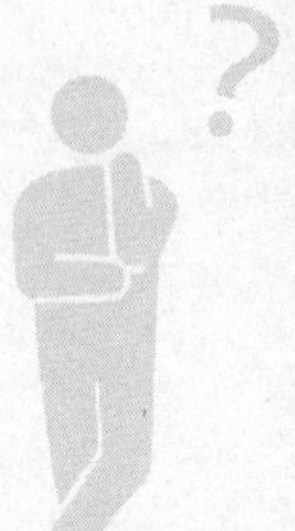

■年をとっても代謝量は上がる

30歳を境に代謝量が落ちたと感じる人は多い。そうなると、以前はいくらでも食べることのできたとんかつのロースや焼肉でも、胃がもたれて進まないもの。以前と同じ量を食べていても、太りやすくなったと感じる人もいるだろう。

そもそも代謝量とは、カラダが消費するエネルギー量のこと。1日に消費するカロリーの約7割を占めるため、代謝量が落ちれば、当然消費できるカロリー量も減り、太りやすくなってしまう。

しかし、年齢を重ねたからといって代謝量が落ちるわけではない。代謝量が落ちるのは、筋肉量が低下するからである。

年をとれば筋肉量は減るではないかと思う方もいるかもしれないが、筋肉量の低下は、加齢ではなく運動不足が原因だ。年をとったとしても、週1～2回の運動習慣があれば、代謝量は維持できる。おいしいものを昔と同じぐらい食べたいという人は代謝量の維持にも気をつけてみよう。

答え

A・原因は運動不足

45

長生きするために有効な筋トレはどっち？

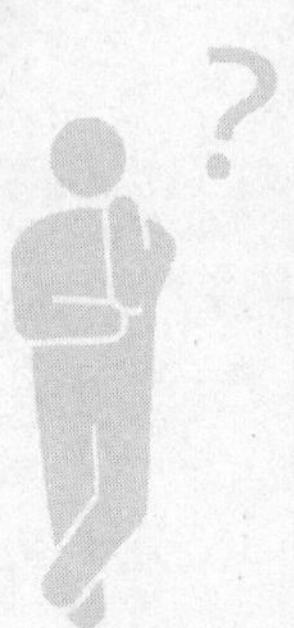

カラダにいいのはどっち？

A・腹筋

B・スクワット

答え

B・スクワット

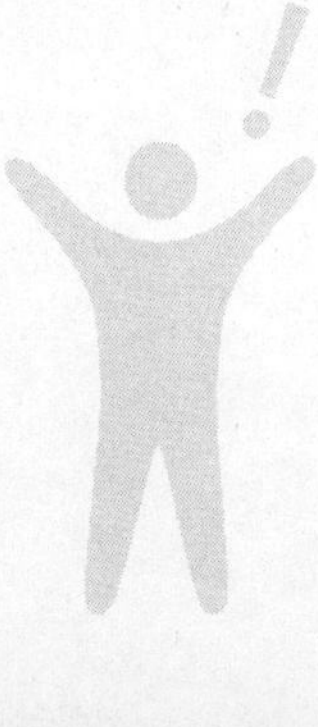

■まずは足腰から鍛える

スポーツ庁が発表した2015年度の「体力・運動能力調査」によると、75歳以上の高齢者の体力・運動能力が過去最高の水準に達したという。健康志向が高まり、高齢者の運動習慣が変わりつつあることを思わせる結果だ。

高齢者はもちろん、30～60代であっても、運動をしなければ筋力が衰え、カラダの自由がきかなくなってしまう。20歳を超えると、筋トレをしなければ毎年1％筋力が落ちるともいわれるため、長生きをしたい人はなるべく筋トレの習慣を身につけたいところだ。

とはいえ、一口に筋トレといっても、鍛える部位によって方法は変わるため、初めての人は何をすればいいのか見当がつかないのではないだろうか。そんな人にオススメなのがスクワットだ。長年運動をしていない人は、まず足腰の筋肉を鍛え、カラダの基礎づくりから始めよう。5～10回1セットを目安に、週2～3回行えば、足腰の強化が期待できるはずだ。

46

ボケ防止に効く運動はどっち？

カラダにいいのはどっち？

A・息継ぎを意識してクロールで泳ぐ

B・景色を見ながらウォーキング

■ゆったりとした有酸素が大事

平均寿命が長いとはいえ、日本には寝たきりの高齢者も少なくない。日常生活を制限なく送れる期間を示す健康寿命は、２０１６年で男性71歳、女性74歳。平均寿命はそれぞれ80・５歳、86・８歳だったため、男女とも10年近くは医療や介護の必要があることになる。

この期間の差を縮めるためには、定期的な運動が必要不可欠だ。身体機能の維持・向上はもちろん、脳の機能を活性化させ、ボケ防止に役立つため、適度な運動に取り組んでもらいたい。

ではどのような運動がボケ防止に有効なのだろうか？　効果的なのは景色を見ながら30分以上ウォーキングすることだ。有酸素運動によって血行がよくなり、脳の機能向上が期待できるし、周りを意識して見ることで脳に刺激を与えることもできる。

なお、プールに行って水中でウォーキングするのもボケ防止に効果的だ。転倒する危険もないため、足腰が弱っている方はプールでのウォーキングもオススメしたい。

答え

B・景色を見ながらウォーキング

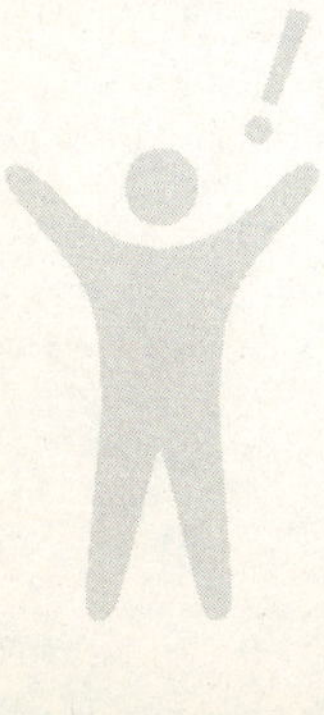

47

便秘解消に効果がある運動はどっち？

カラダにいいのはどっち？

A・朝のストレッチ

B・夜の筋トレ

■朝に腸を刺激する

朝起きたとき、便秘でお腹に張りがあると、なんとなく息苦しい感覚に襲われるものだ。一度は治ったと思っても、すぐまた調子が悪くなることもあるかもしれない。

そんなときは、朝目が覚めてから静的ストレッチをしてみよう。腸が刺激される他、ストレス解消、自律神経の調整など、便秘解消効果が期待できる。

とくに、腰回りと股関節のストレッチは重要だ。腸を刺激することができるし、血行をよくすることもできるだろう。座った状態で両足の裏を合わせ、かかとを手前に引いて息をゆっくりはきながら上体を曲げていくと、股関節を刺激できる。

寝ながらカラダを伸ばしたり、肩や腕を伸ばしたりと他にも方法はあるが、ストレッチなら10分もかからないため、忙しくなりがちな朝でもやりやすいはずだ。慣れるまでは大変だが、続けることが便秘解消の第一歩。気になる人は少し早めに起きて、お腹の調子を整えるようにしよう。

答え

A・朝のストレッチ

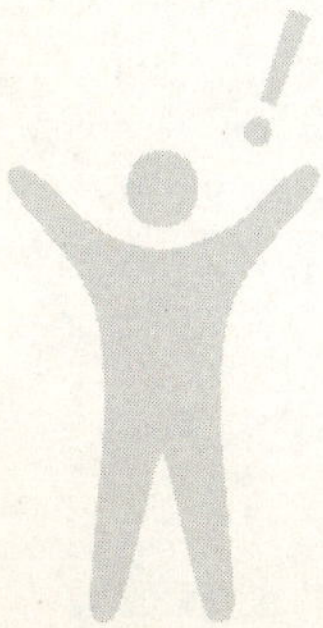

48

運動前後の水分補給いつ行えばいい？

カラダにいいのはどっち？

A・喉が渇いたらすぐに補給

B・こまめに少しずつ補給

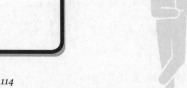

■喉が渇いてからでは遅い

一昔前は、運動中の水分補給を許さない熱血指導者もいたが、さすがに今は状況が変わり、水分補給の重要性は広く認知されている。脱水症状を避け、練習効率を上げるためにも、水分補給は欠かせない。

では、どのタイミングで水分を補給するのがいいのだろうか？　運動をして喉の渇きを覚えたら水分補給をするという人は多いと思うが、実はそれでは不十分。水分不足になってから喉の渇きを認識するまでは若干時間のずれがあるため、喉が渇いてから水分補給をしていては、回復のスピードが遅くなってしまうのだ。

運動効率を上げるためには、運動前から少しずつ、水分を補給しておく必要がある。2時間以上の運動なら、塩分なども補給できるスポーツドリンクを飲むのもいいだろう。ただ、一度に大量の水分を補給すると、胃に負担を与えて気分が悪くなることもあるため注意しよう。

答え

B・こまめに少しずつ補給

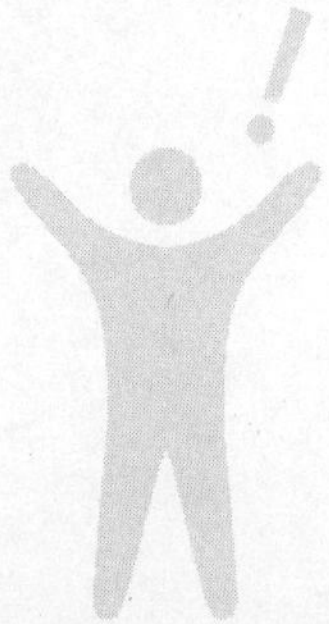

49

運動をすると食欲が増す？

カラダにいいのはどっち？

A・短期的には食欲が減る

B・エネルギー補給のため食欲は増える

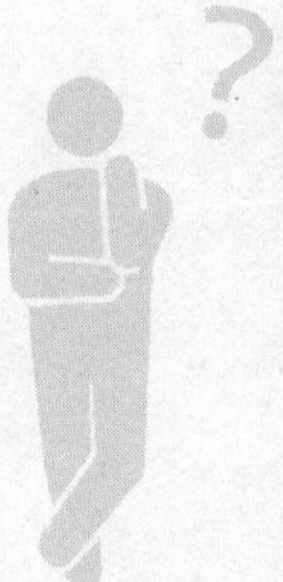

■食べる量を増やさなくてもいい

運動で汗を流した後は、食事がおいしく感じられるものだ。運動によって普段より多くエネルギーを消費しているのだから、食欲が増すのは当たり前な気がするが、実はそれは誤り。最近の研究によって、運動に食欲を抑える可能性があることがわかっているのである。

たとえば、イギリスのラフバラー大学の研究によると、ウォーキングなどの運動をすると、していない場合よりも食欲が抑えられ、摂取カロリーが３００キロカロリー減ったという。ウォーキングによって食欲を強めるグレリンというホルモンが減り、逆に食欲を抑えるペプチドＹＹというホルモンが増えたことが原因だ。

この効果は運動後７時間続いたため、定期的に運動をすることは、ダイエットに有効な可能性がある。ただ、実験期間が短いため、期間を長くし、運動の種類を増やした場合は結果が変わるかもしれない。ダイエットを効率化できる可能性は十分あるため、今後の研究に期待したい。

答え

A・短期的には食欲が減る

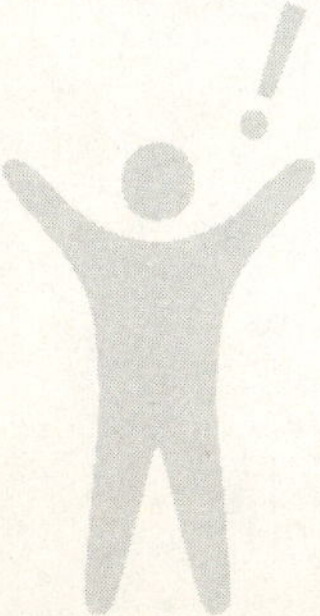

50

家事にも運動効果がある？

カラダにいいのはどっち？

A・ストレッチよりも効果がある

B・ストレッチよりも効果がない

■地味に見えてもカロリーは消費している

野球やテニス、ランニングなどのスポーツは、運動効果をイメージしやすい。カラダを動かし汗を流すことでカロリー消費を実感できるし、脂肪が落ちれば運動の成果がよくわかる。

一方で、家事の運動効果はあまり評価されることがない。息が切れるような激しい運動をするわけではないし、筋トレのように特定の筋肉を鍛えるわけでもないからだろう。

しかし、家事も歴とした運動であり、カロリー消費量はストレッチやヨガを上回っている。実際、掃除や料理など、ちょっとしたカラダの動きでも、カロリーは消費される。単純な話、カラダを動かしていればカロリーは消費されるため、家事をすればするほどカロリー消費量も上がっていく。むしろ、デスクワークであまりカラダを動かさない人よりもカロリー消費量は多いぐらいだろう。時間を設けて運動をするのも大事だが、日常生活の範囲でカラダを動かすだけでも、生活習慣病の予防になるのである。

答え

A・ストレッチよりも効果がある

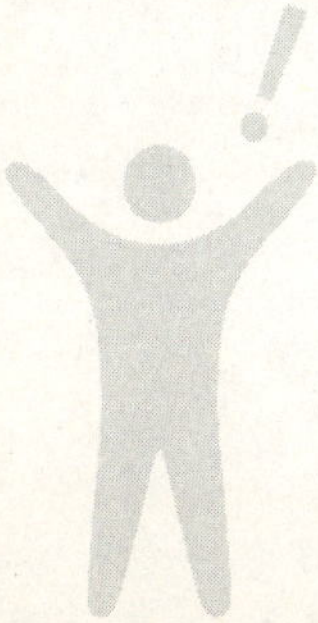

51

アスリートは免疫力が高い？

カラダにいいのはどっち？

A・高い

B・低い

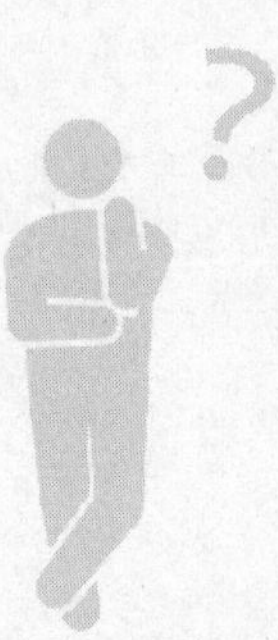

■カラダを酷使すると免疫力は低下

普段からカラダを動かしているアスリートは、一般人よりも健康なイメージがある。実際、素人目で見ても、トップ選手の筋力や認知能力が優れていることはよくわかる。

しかし、高い身体能力がある反面、アスリートは免疫力が低いことがわかっている。一般人と比べて風邪を引く頻度が高く、フルマラソン終了後は2週間以内に5割以上の選手が風邪になるという報告もあるほどだ。

一体なぜなのか？　答えはカラダへの負担を考えるとわかる。アスリートは高い運動パフォーマンスを発揮するために、練習を重ねてカラダを酷使している。その結果、病原体やストレスからカラダを守る免疫力が犠牲になっていると考えられるのである。

トップアスリートだからといって、激しい運動にカラダが耐えられるとは限らない。一般人は真似をせずに、自分に合ったペースで運動をしたほうがいいだろう。

答え

B・低い

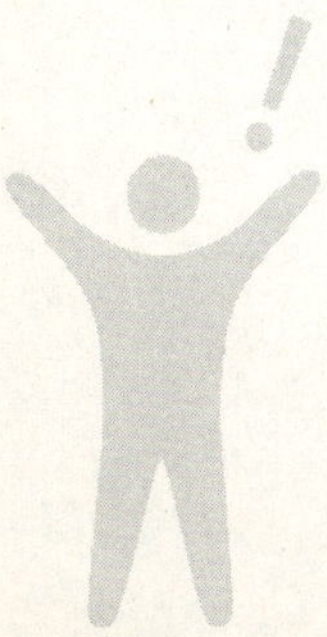

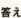

第4章

カラダにいい生活習慣はどっち？

52

小太りだと寿命が短くなる？

カラダにいいのはどっち？

A・短くなる

B・長くなる

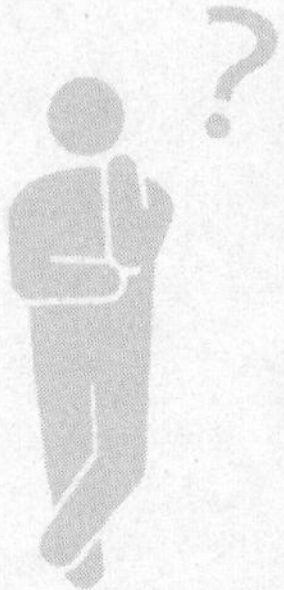

答え

B・長くなる

■やせすぎは危険

日本人女性はやせすぎだとよくいわれる。女性が摂取すべきカロリーは１９５０キロカロリーとされているが、厚生労働省の調査では、20代の日本人女性の平均摂取カロリーは１６２５キロカロリー。カロリー摂取量を減らせばやせられるとは言え、この数値は戦後の食糧難の時期より低い。やせすぎは内臓機能を低下させるし、若い頃にやせすぎていると、骨が弱くなって将来骨粗しょう症になるリスクが上がる。やせたからといって健康にいいわけではないのである。

反対に、小太りぐらいの状態なら、男女ともに寿命が長くなるというデータが報告されている。調査では、肥満度を示すＢＭＩの値が、男性25、女性23のときに死亡率が最も低かった。ＢＭＩの標準値は18・5～25だから、この実験からは標準範囲ギリギリぐらいが、長生きに適したラインだといえる。一方、ＢＭＩが20未満だと、死亡リスクはなんと30以上の場合と同じになる。太っていればダイエットは必要だが、小太りぐらいだったら気にすることはないだろう。

53

日本人は白人よりもやせやすい？

カラダにいいのはどっち？

A・やせやすい

B・太りやすい

■食生活の違いが肥満度に影響

同じような生活を送っていても、人種が違えばカラダに表れる健康効果も変わってくる。一番わかりやすいのは、体型、つまり太りやすさだ。日本人は欧米人と比べるとやせているような印象だが、カラダのつくりに違いがあるのだろうか？

実は、意外なことに日本人は白人よりも太りやすい体質をしている。

そのカギとなるのが、褐色脂肪細胞だ。褐色脂肪細胞には、余計な脂肪を取り込んで燃やす働きがあり、基礎代謝を上げる効果がある。だが、日本人はこの褐色脂肪細胞に異常のある人が約35％もいるため、白人と比べると脂肪を燃やしにくいのである。

白人に肥満が多いのは、食文化の影響が大きい。特にイギリスやアメリカは、高カロリーな食事が多く、その上食べる量も日本人とは比べものにならないため、肥満になる人が多くなってしまうのだ。日本でも食が多様化しているため、食べすぎには注意したい。

答え

B・太りやすい

54

日本人は肉の消化が苦手？

カラダにいいのはどっち？

A・苦手ではない

B・苦手

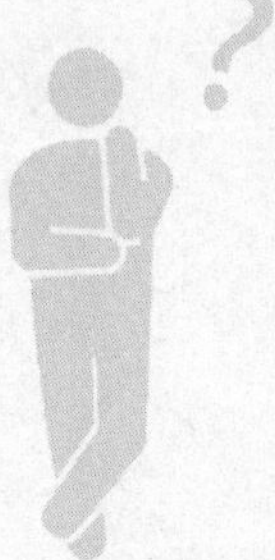

答え

A・苦手ではない

■肉は普通に食べられます

農耕民族である日本人は、腸が長い草食タイプで、欧米人に比べて肉の消化が苦手。だから肉を控えて穀物を摂ろう。そんな話をどこかで聞いたことのある人はいるだろう。

しかし、日本人が欧米人よりも腸が長いという説には、医学的な裏づけがない。腸の長さは日本人も欧米人も大して変わらないという論文はあるが、日本人は腸が長くて草食型であることを示す説得力のあるデータは今のところ見当たらないのだ。

そもそも、肉のタンパク質は人間にとって大事な栄養源。人種の違いで合う合わないと考えるのは無理がある。

コレステロールを心配する人もいるが、厚生労働省が5年ごとに出す「日本人の食事摂取基準」（２０１５年度版）を見ても、摂取量に制限は設けられていない。食品から摂取するコレステロールは2割程度だから、あまり気にする必要はないだろう。

55

お酒を飲むと寿命はどうなる？

カラダにいいのはどっち？

A・変わらない

B・長くなる

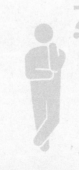

■カラダにいい面も悪い面もある

最近は、1日1杯の飲酒なら寿命が延びるという研究結果がよく紹介される。1日1杯、日本酒なら1合、ビールなら250ミリリットル程度のお酒を飲む人に比べて、まったく飲まない人は死亡人数が多いという内容だ。

だが、その結果に異を唱える研究が報告された。お酒を飲んだからといって寿命は延びないという報告だ。というのも、先ほどの研究で対象になったお酒を飲まない人というのは、過去に飲酒習慣のあった人で、病気をきっかけに禁酒した人たちだった。

そこで、研究チームが過去の研究87件のうち、禁酒の理由が不明確な実験を除いて追跡調査した結果、死亡率に差はなかったのである。

適度な飲酒は脳梗塞や心筋梗塞のリスクを減らすが、別の疾患のリスクを上げている可能性もある。これからの研究で具体的なメリット・デメリットの発見を期待したい。

答え

A・変わらない

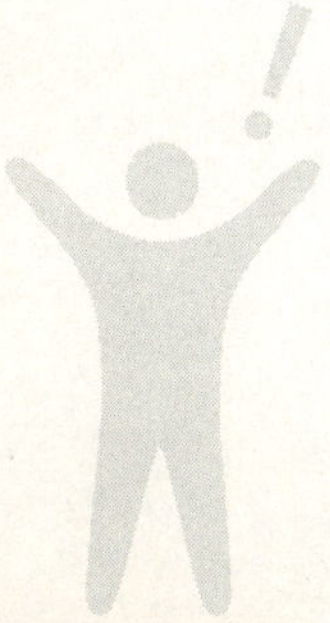

56

お酒は飲めば飲むほど強くなる？

カラダにいいのはどっち？

A・強くなる人もいる

B・強くならない

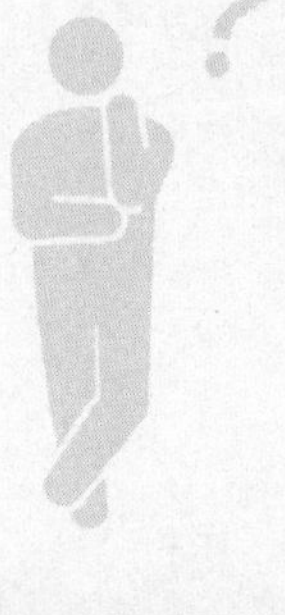

答え

A・強くなる人もいる

■日本人はアルコールの分解が苦手

アルコールへの耐性は、人によって大きく異なる。少し飲んだだけで気分が悪くなるという人もいれば、いくら飲んでも平気でいられる人もいる。しかし、中には、最初は飲めなかったけど飲んでいるうちにアルコールに強くなったという人もいる。カラダに悪影響はないのだろうか？

そもそも、アルコールへの耐性は、生まれつき決まっている。それなら飲めなかった人が飲めるようになるのは気のせいなのかといえば、そうではない。耐性の強い遺伝子と弱い遺伝子を持つ人は、はじめは下戸でも、飲酒の回数が増えればアルコールに強くなっていくのだ。

日本人をはじめとした黄色人種は、アルコールの分解過程で生じる毒性を分解する酵素が、うまく働かない人が少なくない。酵素の働きは遺伝子の組み合わせで決まるが、働きが強い人は約50％、働きが弱い人は約45％、まったく分解できない人は約５％いる。この45％の人が、徐々にお酒に強くなる可能性があるわけだ。

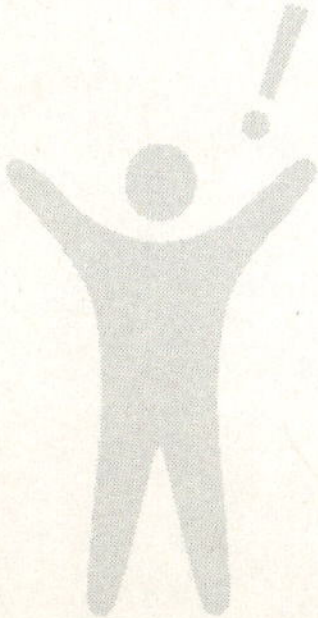

57

飲酒前に牛乳を飲むとどうなる？

カラダにいいのはどっち？

A・酔いから醒めやすくなる

B・アルコールの吸収を抑える

答え

A・酔いから醒めやすくなる

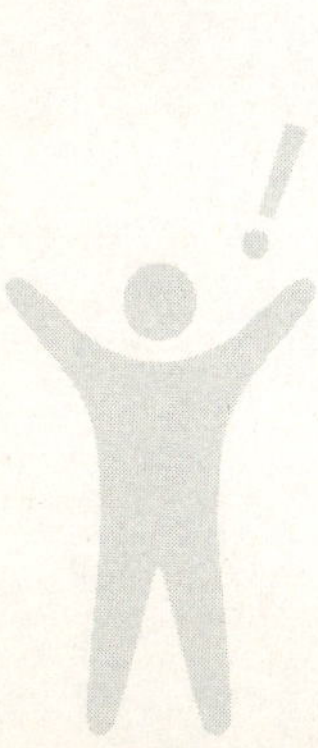

■牛乳は代謝に影響を与える

お酒を飲む前に、酔い止めとして牛乳を飲む人がいる。牛乳の膜が胃を守り、アルコールの吸収を抑えてくれるという理屈だ。確かに、急にお酒を飲むと胃の粘膜にダメージが及び、胃酸の影響を受けやすくなってしまうため、飲酒前には胃に何かを入れておきたい。

だが、牛乳がアルコール吸収を抑えるというのはまったくのウソ。胃に牛乳の膜はできるものの、アルコール濃度の上がり方は水を飲んだ場合と変わらないのである。

理由は、アルコールの分子が非常に小さいため。牛乳の膜で胃を覆っても、その膜の隙間をアルコールは通って胃に吸収されてしまうのだ。

ただ、アルコールの吸収は変わらないものの、代謝スピードに大きな違いが出る。牛乳やタンパク質を摂ることで、アルコールの代謝を高めることができるのである。余裕があれば、牛乳を飲んで翌日の体調に違いが出るか試してもらいたい。

58

適度な喫煙はカラダにいい？

カラダにいいのはどっち？

A・いい

B・悪い

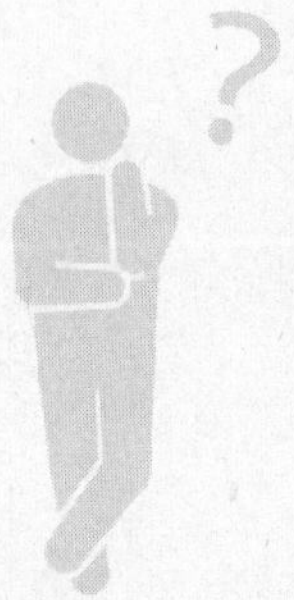

■やはり喫煙はカラダに悪い

カラダに悪いといわれても、タバコは簡単にはやめられないだろう。むしろ、嗜好品だからある程度吸うのは問題ないと考える人もいるかもしれない。酒はいいのにタバコばかりが目の敵にされるなんて不公平だ、と思う人がいてもおかしくはない。

だが、適度な喫煙であっても、たばこはカラダに悪影響を与えることが数々の研究で明らかにされている。健康効果を考えると、好きであっても控えたほうがカラダにはいい。

タバコを吸うと、血管が締まって血圧が上がり、カラダに大きな負担を与える。心筋梗塞や心疾患、肺気腫など、命に関わる病気にかかるリスクが上がってしまうのだ。しかし、脳では快楽物質が分泌されて気分がよくなり、カラダへの負担に気づけなくなっている。

しかも、タバコは他の嗜好品とは違って、周りの人にも悪影響を与える。ＷＨＯや厚生労働省がタバコの危険性を指摘しているのも、当然といえば当然のことなのだ。

答え

B・悪い

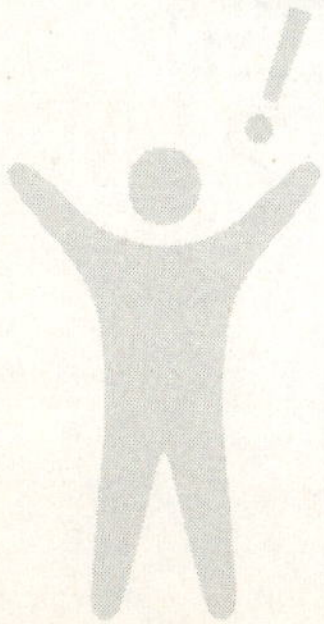

59

電子タバコは普通のタバコよりも安全？

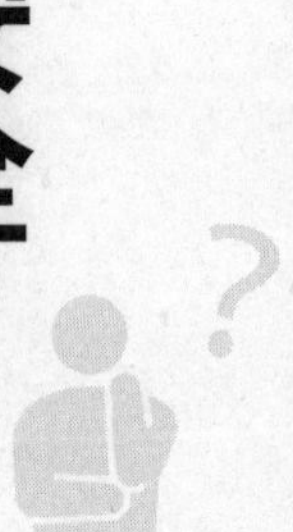

カラダにいいのはどっち？

A・タールが含まれていないため安全

B・安全性は不明

■有害物質は入っている

ここ数年、電子タバコが人気を集めている。フィリップモリス社が販売したｉＱＯＳは品切れ状態が続き、ＪＴのプルーム・テックも、入手困難な状態が続いていたほど。

電子タバコは、火を使わず加熱したスティック等の蒸気を吸うタイプのタバコで、有害物質であるタールが少ない。また、液体式の電子タバコの場合はニコチンを入れることが禁止されている。

そう聞くと、カラダへの負担が少ない印象を受けるが、実際のところはどうなのだろうか？

まずはＷＨＯの見解を見てみよう。タバコに関するレポートにおいて、ＷＨＯは「電子タバコの安全性は不明」と言及。臨床試験の必要性を訴えた。日本禁煙学会の見解はさらに厳しく、一般のタバコと同じく発がん性物質が含まれていること、暴発事故などを挙げ、健康リスクを懸念している。流行しているｉＱＯＳも、タールの量は少ないものの、液体式ではないためニコチンは含まれている。使いすぎには気をつけたほうがいいだろう。

答え

B・安全性は不明

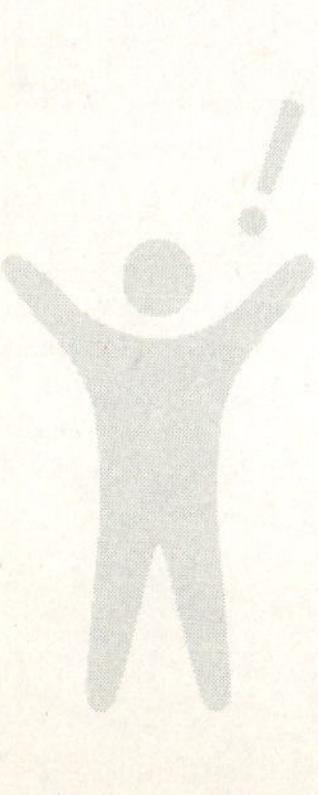

60

糖質をとらないと脳は集中できない？

カラダにいいのはどっち？

A・できない

B・できる

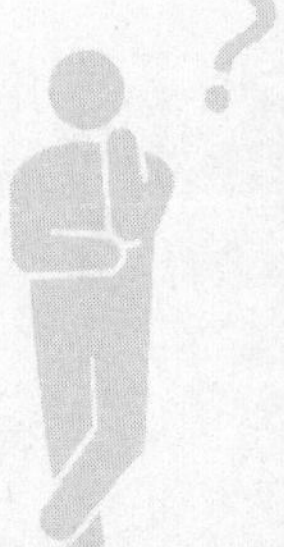

■脳の優れた補完機能

脳を集中させるためだからと、間食として甘いものをよく食べる。そんな人はいないだろうか。よく知られているように、甘いものに含まれる糖質は脳の主要な栄養素だ。不足すればカラダに悪影響を与えるため、きちんと摂取するのはもちろん重要なことだ。

だが、考えてみてほしい。人間が糖質を安定的に摂れるようになったのは農耕が始まったおよそ1万年前からで、狩猟採取時代は炭水化物を摂ることはできなかった。もちろん、砂糖は貴重で手に入れることは厳しい。そんな時代でも人類が絶滅せずに生きてきたのはなぜだろう?

実は、人間は体内で糖質を作る機能を備えており、糖質不足を補うことができるのだ。しかも、生成ルートは2つ。肝臓で蓄える方法と、肝臓で体脂肪とタンパク質から糖質を作る方法だ。

激しい運動をするならともかく、日常生活の範囲なら、この肝臓の機能のおかげで極端な糖質不足になることはない。これなら、過度に甘いものを摂る必要はなさそうだ。

答え

B・できる

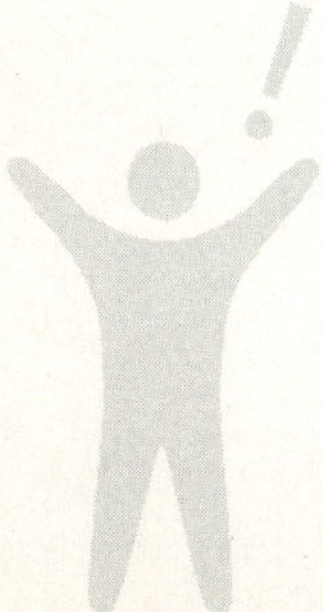

61

糖質制限が効果的な期間はどっち？

カラダにいいのはどっち？

A・半年以上

B・半年以内

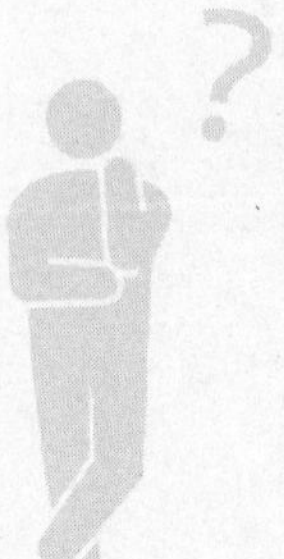

■過度の制限はリバウンドを招く恐れも

タンパク質、脂質と並び三大栄養素と称される糖質。脳のエネルギー源としてなくてはならない物質だが、最近はこの糖質の摂取量を減らす糖質ダイエットが人気だ。

糖質不足に備えるために、人間には糖質を生み出す機能がある。肝臓で糖質を保存、生成しエネルギーが不足しないようにしているのだ。糖質ダイエットが有効なのも、この機能のおかげだ。

しかし、ダイエット期間はできれば半年以内に収めたい。なぜなら、ダイエットを成功させたとしても、半年を過ぎるとリバウンドする確率が上がるからだ。

長期にわたる糖質不足の状態から急にそれ以前の生活に戻ってしまうと、必要以上に糖質やエネルギーをカラダに取り込んでしまい、結果的に体重が増えてしまう可能性がある。また、過度な糖質制限を続けて必要なエネルギーが摂取されないと、逆に健康を害する恐れもある。ダイエットもほどほどにしたほうがカラダのためにはいいだろう。

答え

B・半年以内

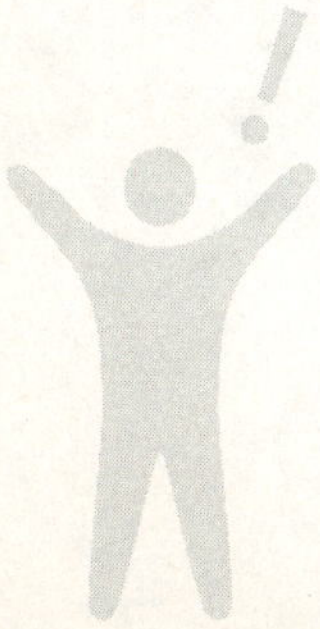

62

コレステロール値が高いとどんな性格になりやすい?

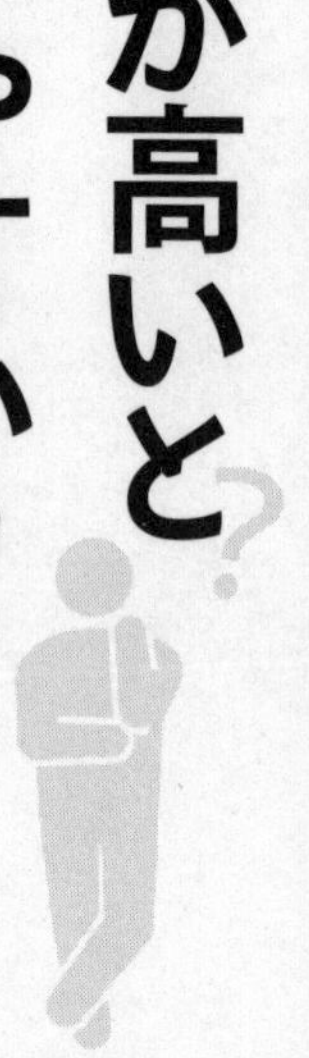

カラダにいいのはどっち?

A・情緒不安定で自殺率が高い

B・責任感が強く社会性がある

■コレステロールは低いと問題

コレステロール値が高いとカラダに悪いような気がする人は多いのではないだろうか？

確かに、血中の悪玉コレステロールが増えると心筋梗塞や脳梗塞を引き起こす恐れがあるため、コレステロールがカラダに悪いという意見にも一理ある。だが、善玉コレステロールの作用はその逆。余計なコレステロールを除去してくれるため、増やせば健康になることができるのだ。

しかも、その効果はカラダだけでなく心にも及ぶ。善玉コレステロールを増やすことで、責任感が強く社会性がある人間になることができるのだ。逆に、善玉コレステロールが少なければ、情緒不安定になり、一般の人に比べて自殺しやすいようになってしまう。

その原因は精神安定物質であるセロトニンがうまく機能しないからだと考えられる。セロトニンは血中のコレステロール濃度が一定程度ないと、効果的に働かない。つまり、コレステロールを減らしたからといって、健康になれるとは限らないのだ。

答え

B・責任感が強く社会性がある

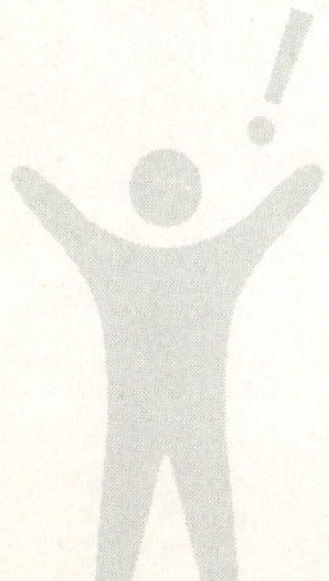

63

社交的な性格だと長生きできる？

カラダにいいのはどっち？

A・真面目な人より長命

B・真面目な人より短命

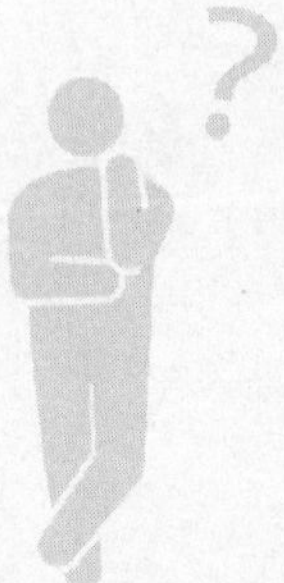

■健康的に過ごしているかどうかがカギ

性格は、その人の寿命を左右する。といっても、研究結果が示すのは、一般的なイメージとは異なるものだった。これまでは、陽気で社交的な人ほど、長生きできると考えられてきた。人間は社会的な動物だから、社会との関係が希薄なら、何かあっても相談できずにストレスがたまって寿命を縮めるという意見が強かったわけだ。

しかし、スタンフォード大学のルイス・ターマン教授は、そうした常識を覆す研究を発表した。１５００人の男女を対象に、80年間にもわたる追跡調査を行ったところ、社交的で陽気な性格の人ほど短命だったと著書でまとめているのだ。逆に、慎重で誠実な真面目タイプほど長生きする傾向にあるという。真面目である分、体調管理に気を使う人が多かったからではないかと考えられる。一方、陽気な人は生活習慣が乱れやすい傾向にあったため、それが短命につながったのだろう。長年健康的な生活を送っていれば、寿命にもきちんと反映されるようだ。

答え

B・真面目な人より短命

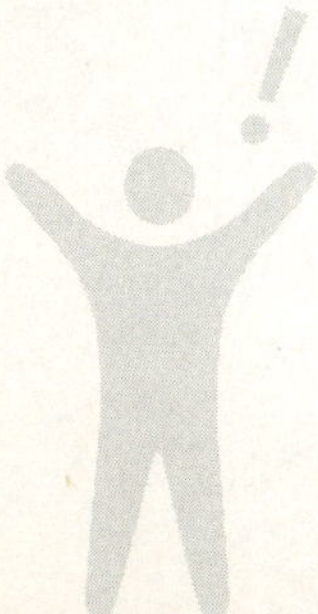

64

暗いところで本を読むと目が悪くなる？

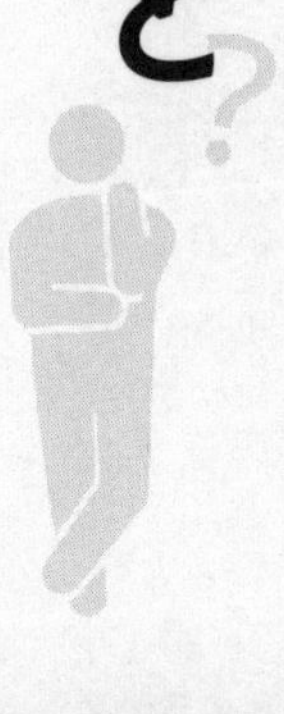

カラダにいいのはどっち？

A・悪くなる

B・悪くならない

答え

B・悪くならない

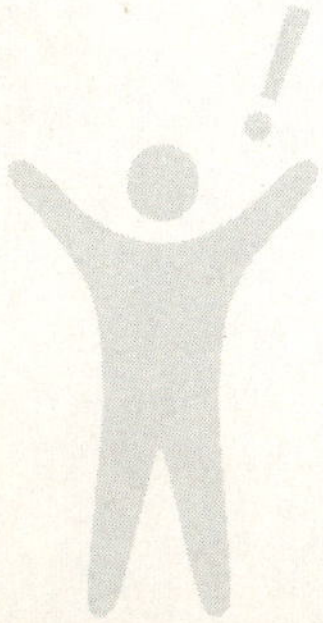

■目の疲れは一時的

子どものころ、親から「暗いところで本を読むと目が悪くなる」と言われた経験が、誰もが一度はあるのではないだろうか。

確かに、明かりが少ない状態では、目に負担がかかって視力が悪くなりそうな気がする。テレビでも、「部屋を明るくして離れてみよう」というテロップはお馴染みだ。

だが、意外なことに、暗いところで本を読んだからといって、視力は悪くならないのである。暗いところでものを見ようとするとき、目は少しでも多くの光を取り込もうと瞳孔を開く。だが逆に、近くのものを見ようとするときは瞳孔を縮める。つまり、相反する動作を同時に行おうとするわけだ。そのため、目が疲れて視力が低下すると言われてきた。

しかし、実はこの疲労は軽いもので、視力が低下するほど深刻ではないのだ。もちろん、目が疲れることにかかわりはないため、読書の際は明かりをつけて休憩をはさむことを心がけよう。

65

パソコンを使うと視力が低下する？

カラダにいいのはどっち？

A・低下しない

B・低下する

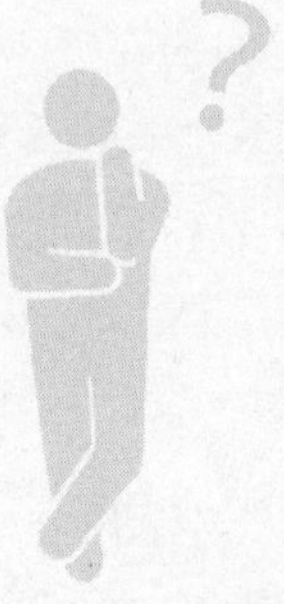

■同じ姿勢で長時間見るのは危険

今からパソコンやスマホのない生活に戻れと言われても、大半の人は不可能だと考えるだろう。それだけ現代人にとって密接なものだが、一方で、パソコンやスマホの利用で視力が低下するといわれているのは悩ましいところ。

しかし、これは大きな誤解。パソコンやスマホを使うことが、視力低下の原因ではないのである。パソコンやスマホで視力が悪くなるのは、液晶画面のせいではなく、同じ距離で長時間画面を見るから。目のピントを合わせる筋肉が弱くなり、その結果、視力が低下するのだ。

視力の低下を防ぐには、目への負担を減らせばいい。同じ距離で長時間ものを見るのではなく、一時間に数分程度、時間がなければ1分でも休憩をはさんでもらいたい。目を閉じて眼球を動かしたり、遠くを見てピント機能を働かせたりすることで、目の疲労感を軽減することができるはずだ。

答え

A・低下しない

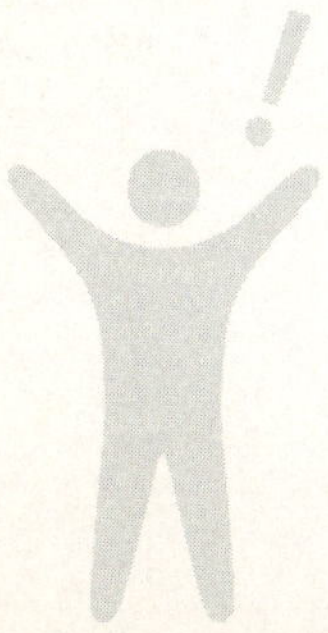

66

冷え性解消に半身浴は効果がある？

カラダにいいのはどっち？

A・カラダを温める効果がある

B・カラダを冷やしてしまう

■体温が徐々に下がる可能性も

手足やカラダがいつも冷えていてつらい。そんな悩みを抱える女性は少なくない。冷えが続けば、頭痛や肩こり、不眠など、カラダに不調をきたすことがあるため、この状態からなんとか抜けたいと思って、対策を実践している人は少なくないはずだ。

しかし、効果があるといわれている対策の中には、反対にカラダを冷やしてしまうものもある。その代表が半身浴だ。ぬるま湯に長時間浸かっていればカラダが温まりそうな気がするが、実際はその逆。下半身は湯船に浸かっていても、上半身は水温とともに冷えていくため、カラダを冷やす可能性があるのだ。

カラダを温めたいなら、40度前後のお湯に短時間、首まで浸かったほうが有効だ。また、自律神経が乱れて血の巡りが悪くなっていることが冷えの原因の可能性もあるため、食事や生活リズムの改善に着手するのもいいかもしれない。

答え

B・カラダを冷やしてしまう

67

美肌を保つためにより効果的なのはどっち？

カラダにいいのはどっち？

A・血管を鍛える

B・水分を定期的にとって保湿

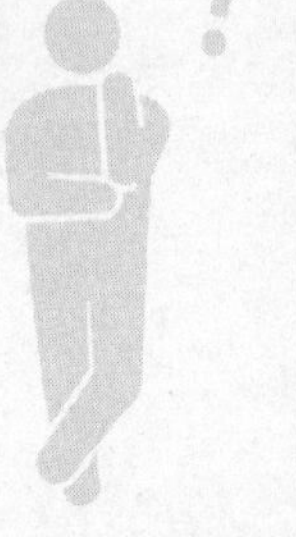

答え

A・血管を鍛える

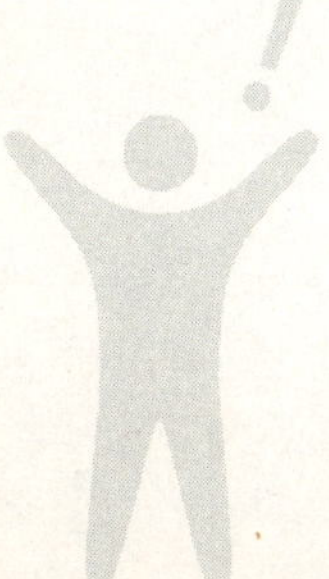

■毛細血管が若さを決める

肌を若々しくきれいに保つためには、外からの予防だけではなく、内側からの改善が必要不可欠。入浴後や就寝前のスキンケアだけでなく、根本的な対策を講じることで、肌の健康を実現することができるはずだ。

そこでオススメしたいのが、肌の内側、血管から鍛える方法だ。実は最新の研究によって、肌の健康には毛細血管が大きく関係していることがわかったのである。

毛細血管は、全身の血管の99％を占めており、酸素や栄養を体中に運ぶという大事な役割を担っている。当然、皮膚に酸素と栄養が届かなければ、シミやシワ、肌荒れなどを引き起こしてしまうが、毛細血管は加齢によって減少するため、表面的な対策では、肌の健康は守れないのだ。

では、どのような対策をとればいいのだろうか？　有効なのは血流をよくすることだ。特に、太ももやふくらはぎを鍛えると血流がよくなりやすいため、下半身の筋トレをオススメしたい。

68

海藻を食べると髪が生えてくる？

カラダにいいのはどっち？

A・生える

B・生えない

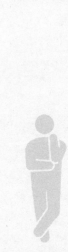

■見た目が似ているだけ？

昆布やワカメなどの海藻を食べれば、髪がフサフサになるとよく聞く。海藻は低カロリーで栄養が多いため、髪に良いと言われると、なんとなくそんな気がしてくるものだ。

だが、薄毛に悩む男性にとっては残念なことに、海藻には髪を生やす効果はほとんどない。

確かに、ワカメには髪の構成成分であるミネラルが含まれているが、栄養として髪に届く量はごくわずかで、育毛効果は期待できないのだ。

こうした「海藻＝髪にいい」というイメージが広まったのは、海藻の見た目が日本人の髪と似ているからではないかとよく言われる。栄養は豊富だし、髪に悪いわけではないため、一部の有効成分が取りざたされて、広く認知されるようになったのだろう。

病気に直結しないからか、薄毛に対する研究はあまり進んでいるとはいえない。だが、最近話題の再生医療が薄毛対策にも応用できるという指摘もあるため、これからの研究に期待したい。

答え

B・生えない

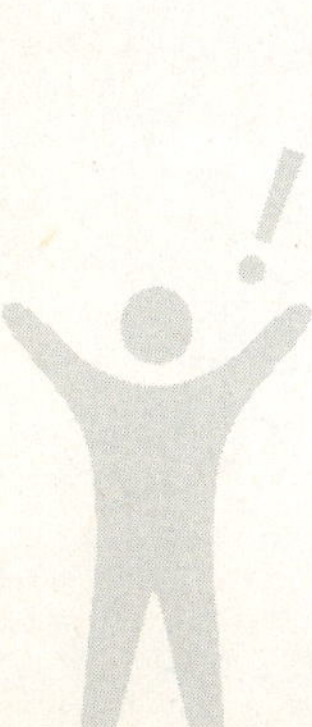

69

歯磨きはいつするのがいい？

カラダにいいのはどっち？

A・食後できるだけ早めに

B・食事の30分後

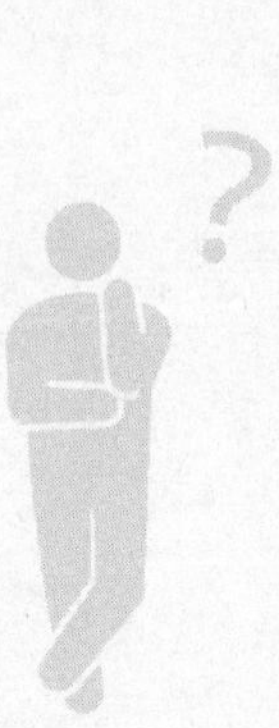

■歯が溶けるのはかなり特殊な環境

ここ数年、食後30分経ってから歯を磨いたほうがいいという意見をよく聞く。食後は歯が柔らかくなっているため、時間をおいたほうがいいという意見だ。「食後に歯を磨くと溶ける」というイメージはインパクトがあるため、メディアでも広く紹介された。

しかし、日本小児歯科学会は、こうした意見の広がりに警鐘を鳴らしている。

日本小児歯科学会のホームページには、「食後の歯磨きについて」というメッセージが掲載されており、そこには「通常の食事の時は早めに歯みがきをして歯垢とその中の細菌を取り除いて脱灰を防ぐことの方が重要」だと記されているのだ。

実は、「食後に歯が柔らかくなる」という状態は、酸蝕症《さんしょくしょう》という病気を調べるための特殊な環境下で実現したもので、普通の生活では起こりえないのだ。逆に、歯磨きが遅くなれば細菌の働きで酸が増えて、歯が溶け出す脱灰になる可能性がある。早めの歯磨きのほうが歯にはいいようだ。

答え

A・食後できるだけ早めに

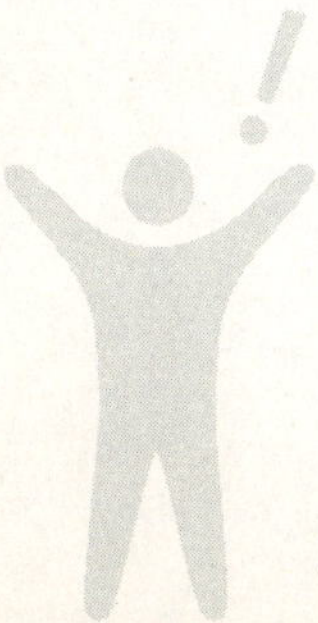

70

舌苔をとらないと口臭が悪くなる？

カラダにいいのはどっち？

A・とりすぎると逆効果

B・なるべくとったほうがいい

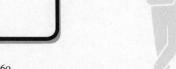

答え

A・とりすぎると逆効果

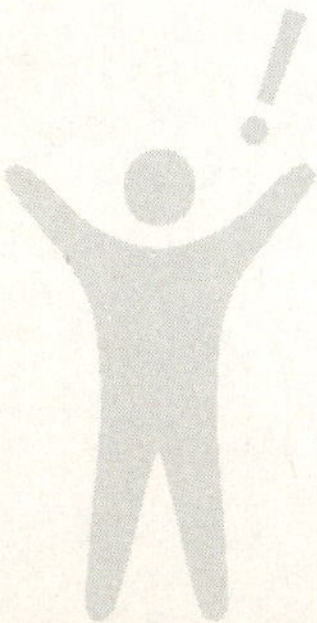

■舌はデリケートだから傷つけないで

舌の表面につく白っぽい苔のようなもの。これを舌苔《ぜったい》といい、細胞や食事の一部が残って細胞が繁殖するとできる。この舌苔があると口臭が悪くなると言われることがあるため、歯磨きの際に一緒にとるという人も少なくないはずだ。

しかし、その口臭対策は大きな誤り。舌苔を歯ブラシでとると、口臭が良くなるどころか、逆にひどくなってしまうのだ。

舌苔ができるのは、水分不足や唾液の分泌不足、不十分な歯磨き、ストレスなど、色々な原因があるが、一度とったぐらいではあまり意味がない。時間が経てば元に戻るからだ。むしろ、歯ブラシで舌を傷つけると、舌苔がつきやすくなるため、舌を磨いている人はすぐにやめたほうがいい。

舌苔をとりのぞきたいなら、食生活を見直すなり生活リズムを整えるなりしてカラダの調子をよくしよう。唾液が分泌され、口の中が潤うようになれば、口臭が悪くなることもないはずだ。

71

サウナは毒素排出に効果的？

カラダにいいのはどっち？

A・効果はあまりない

B・効果はかなりある

■汗から出る毒素はわずか

汗を流しカラダから毒素を排出するためにサウナに行く人は多い。カラダが温まるし、すっきりして気分も良くなるため、一度はまるとなかなか止められないものだ。

確かに、毒素がカラダにたまると酵素やホルモンの働きを阻害すると考えられているため、排出するのは大事なことだ。だが、問題はその方法にある。サウナでいくら汗を流しても、カラダからは大して毒素を排出することができないのだ。

そもそも毒素は、便から70％、尿から20％が排出され、汗からは全体の3％程度しか排出されない。そんな状態でいくら汗を流しても、効果は高が知れている。同じように、半身浴や岩盤浴などで汗をかいたとしても、毒素排出効果は微々たるものだと言わざるをえない。

毒素を排出したいなら、便秘にならないよう、食物繊維が豊富な食事をとるようにしたほうがいいだろう。

答え

A・効果はあまりない

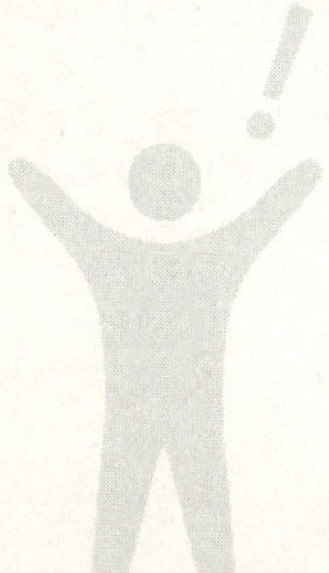

72

便秘には食物繊維が効く？

カラダにいいのはどっち？

A・食べれば食べるほど効果がある

B・便秘になる場合もある

■大腸が緊張していると危険

便秘には、食物繊維が効くとよく言われる。大腸の動きを活発化させ、排便をスムーズにしてくれるため、普段から摂取している人も少なくないだろう。しかし、実は便秘解消に役立つ食物繊維が、逆に便秘を悪化させるケースもあることをご存知だろうか？

便秘は、排便を我慢したり、お腹に入れる力が弱くなったりすると発症する。これらが原因の場合、大腸の活動を促す食物繊維は、便秘改善に有効だ。

一方、ストレスが原因で便秘を発症することもある。この便秘を痙攣性便秘といい、大腸が痙攣して硬い便やコロコロした便が出るのが特徴だ。

食物繊維は、この痙攣性便秘を悪化させる可能性がある。食物繊維自体は消化に悪いため、緊張している大腸の状態を悪化させる恐れがあるのだ。便がコロコロした状態が続く人は、食物繊維を避けて、消化にいい食べ物を摂るようにしよう。

答え

B・便秘になる場合もある

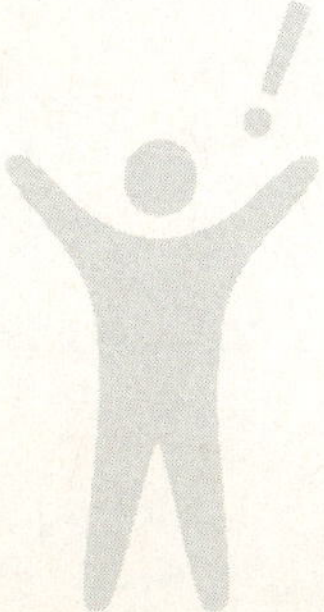

73

ストレスはカラダに悪い？

カラダにいいのはどっち？

A・カラダにいいストレスもある

B・悪いから取り除くべき

■ストレスの本来の機能とは

ストレス社会と言われるようになって久しい。ストレスの増加は心身に支障をきたし、うつや食欲不振、動悸《どうき》など、挙げればキリがないほどの病気を引き起こしかねない。

一方で、ストレスがいい影響を与えることもある。ストレスによってカラダが緊張することで、とっさに行動をとりやすくなったり、脳の回転が速くなって作業を効率化できたりするのだ。

そもそも、人間がストレスを感じるのは、狩猟採集時代の名残だと考えられている。獲物を狙うとき、もしくは狙われているとき、カラダと脳をきちんと働かせることができなければ、自分が命を落とすかもしれない。そこで、心身を一時的に緊張状態にするために、人間はストレスを感じるようになったと考えられているのだ。

ただ、現在は狩猟採集時代とは異なり、ストレスは常に降りかかってくる。過度なストレスに悩んでいる人は、抵抗があっても、カウンセラーへの相談を検討してもらいたい。

答え

A・カラダにいいストレスもある

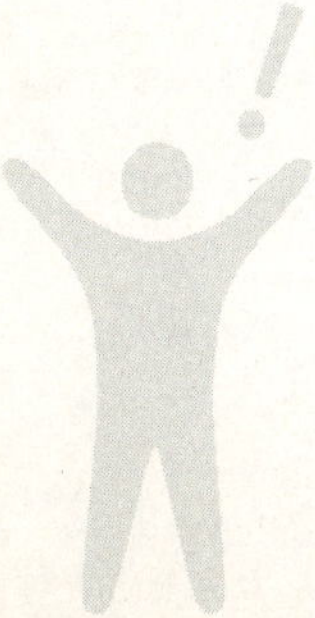

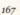

74

ゲームは脳に悪影響を与える？

カラダにいいのはどっち？

A・ストレスが軽減される

B・頭が悪くなる

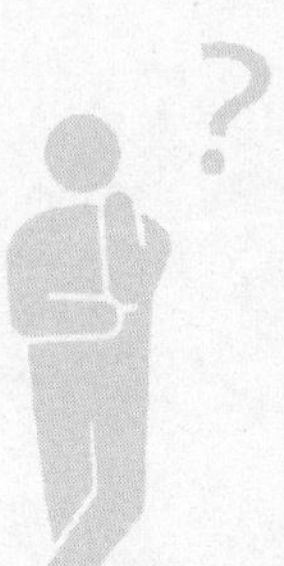

■ゲームは子どもにも大人にも有効

親や学校の先生から、ゲームは目の敵にされている。カラダを動かさないことから不健康なイメージを抱く人は少なくないし、ゲーム漬けでは頭が悪くなるという人もいる。暴力的なシーンが多いものもあるため、子どもが影響されて社会性がなくなると危惧する親もいるだろう。

しかし、そうした懸念の多くには、科学的な根拠がない。むしろ、ゲームはストレス解消やうつの軽減に効果があることがわかっており、さらには学力向上に役立つ可能性もあるのだ。

たとえば、アメリカ心理学会は、動作が単純なゲームはストレス軽減効果があると報告しているし、テキサスＡ＆Ｍ大学のファーガソン准教授は、暴力的なゲームをしている人は、ストレスへの耐性がつくことがわかったと報告している。他の研究によってストレス物質であるコルチゾールが減ることもわかっているため、適度な利用がストレス軽減につながるのは間違いない。

もちろん、ゲームばかりでは学力は落ちるし、運動不足にもなる。やりすぎには注意しよう。

答え

Ａ・ストレスが軽減される

75

マッサージは痛いほど効果がある？

カラダにいいのはどっち？

A・痛いと効果はない

B・痛いと効果がある

■筋肉を包む繊維を守るべし

肩や腰に張りがあるときや、カラダがなんだか疲れているとき、マッサージを受けたくなる人は多いのではないだろうか？　カラダがほぐれて気持ちよくなると気分も一転するが、方法が誤っていると、逆に痛みが出たり、張りが強くなったりすることもある。

勘違いされやすいのは、痛い部分のほぐし方だ。痛い部分ならほぐしたほうがカラダにいいイメージがあるが、それは間違い。強く揉むと筋肉や内臓を包む繊維が硬くなり、痛みの原因になってしまう可能性があるのだ。

カラダが強く揉まれると、繊維から水分が押し出される。これを繰り返すと繊維から水分が少なくなって硬くなり、筋肉を動かすたびに痛みを感じるようになってしまうのだ。

マッサージの最中に痛みが続くようなら、すぐにやめて痛みを残さないようにしよう。どうしても張りや痛みが続く場合は、自分でどうこうせず、専門家に診てもらうのがいいだろう。

答え

A・痛いと効果はない

第5章

カラダにいい睡眠はどっち？

76

毎朝早起きするのはカラダにいい？

カラダにいいのはどっち？

A・行動の効率が上がる

B・病気のリスクが高まる

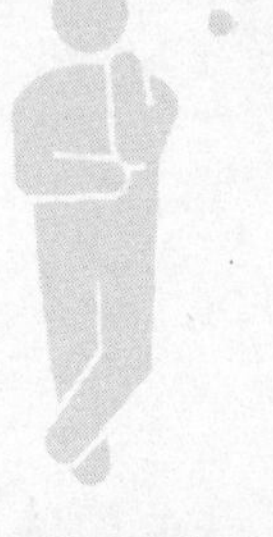

■早起きは寿命を縮める？

早起きはカラダにいい。そんなイメージを多くの人が抱いているのではないだろうか。

家庭や学校、職場など、いたるところで早起きの健康効果は喧伝されてきた。早起きすることで集中力が増し、作業効率が上がると聞いたことのある人もいるだろう。中には仕事の関係上、睡眠時間を削ってでも早起きしなければいけない人もいるかもしれない。

しかし、最近の研究では、早起きはカラダにいいどころか、逆に病気のリスクを高めていることが指摘されているのである。

その指摘をしているのが、オックスフォード大学で睡眠について研究しているケリー博士だ。

ケリー博士によると、朝６時前に起きる人は、７時以降に起きる人に比べて、心筋梗塞や脳卒中などの発症リスクが最大４割、糖尿病やうつ病などでも２～３割、発症リスクが高くなるという。

早起きは三文の徳と言うが、病気を防ぐのには向かないようだ。

答え

B・病気のリスクが高まる

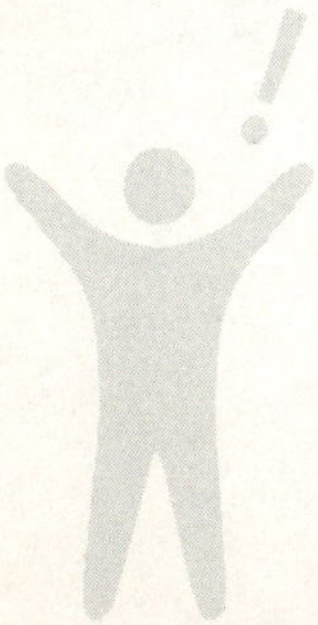

77

睡眠時間は長ければ長いほどいい？

カラダにいいのはどっち？

A・死亡のリスクが高まることもある

B・長生きできるようになる

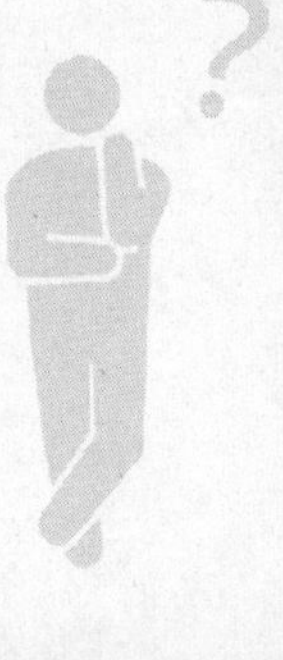

■1日8時間がベストではない？

睡眠時間が短いと、疲れが残って1日がつらくなる。できれば長時間眠りたいと思っている人は多いと思うが、実は眠りすぎもカラダに毒。下手をすると疲労回復どころか、死亡のリスクを高めるかもしれないのだ。

１９８０年代にカリフォルニア大学サンディエゴ校のクリプペ博士が行った調査が参考になる。睡眠時間と死亡率の関係を、１００万人以上を対象に調べたところ、７・５〜８・５時間以上眠る人は、６・５〜７・５時間眠る人よりも死亡率が20％も高かったのだ。

理想的な睡眠時間は、年代によって異なる。厚生労働省が発表した「健康づくりのための睡眠指針２０１４」には、各世代の理想的な睡眠時間が記載されている。15歳前後は8時間、25歳は約7時間、45歳は約6・5時間、65歳は約6時間と、年を重ねるごとに睡眠時間は短くなるのだ。

ただ、個人差があるし、睡眠の質も異なるため、これらは目安だと思って見ていただきたい。

答え

A・死亡のリスクが高まることもある

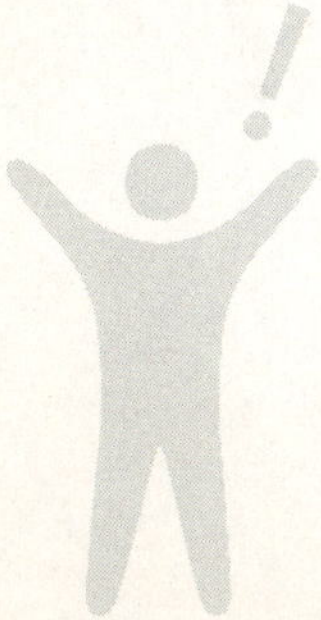

78

睡眠不足解消に効果があるのはどっち？

カラダにいいのはどっち？

A・休日に長時間眠る

B・毎日5分ずつ睡眠時間を延ばす

■寝だめは意味がない

できれば毎日ぐっすり眠りたいところだが、つい夜更かししたり、仕事の影響でやることが山積したりすると、十分な睡眠時間を確保できないことがある。

だけど、休みの日にまとめて眠っていれば大丈夫、と言いたいところだが、それだけではやはり不十分。休みの日に長時間眠るよりも、毎日の睡眠時間を1日5分でもいいから延ばしたほうがよほどいいのだ。

5日で25分と大した時間ではないように感じる人もいるかもしれないが、睡眠不足の人にとって、1日の睡眠時間を少しでも延ばすことはカラダのためになる。

むしろ、休日にいつもより長く眠ると、生活リズムが乱れて、平日の仕事のサイクルにも悪影響を与える恐れがある。

睡眠不足の人は、まずは少しずつでいいので、毎日の睡眠時間を延ばすように心がけよう。

答え

B・毎日5分ずつ睡眠時間を延ばす

79

すっきり目がさめるのはどっち？

カラダにいいのはどっち？

A・朝に光を浴びる

B・起床後すぐにコーヒーを飲む

■睡眠物質メラトニンを減らす方法

目覚まし時計の音で目を覚まし、寝ぼけ眼のまま出かける準備をする。その後に頭をきりかえることができればいいが、頭がぼんやりしたままだと、1日の生産性に悪影響を与えかねない。

しかし、簡単なある行動をとれば、寝ている脳を起こしてすっきり目を覚ますことができる。大事なのは、目を覚ましてから1時間以内に光を浴びることだ。

起床直後は、脳内に睡眠物質であるメラトニンがまだ残った状態。だが、光を浴びるとメラトニンが減少し、目が覚めるようになるのだ。起床から1時間ほどが一番効果があるが、4時間以内であれば眠気を覚ます効果はあるだろう。電気の光や窓越しの明かりでも効果はあるため、わざわざ外に出なくても大丈夫だ。

なお、コーヒーで眠気を覚ます人もいるとは思うが、起床後、空腹の状態でコーヒーを飲むと胃酸が分泌されて胃が荒れてしまうため、食事を摂りながら飲むようにしたほうがいいだろう。

答え

A・朝に光を浴びる

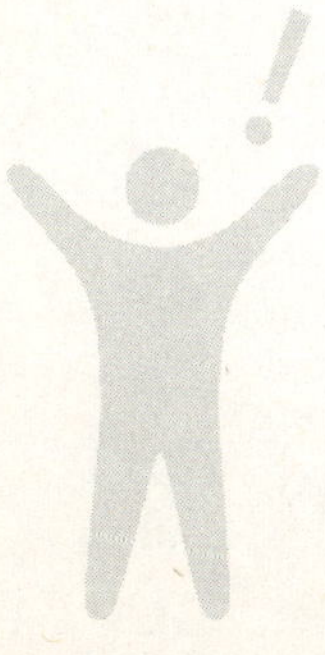

80

二日酔いに効くのはどっち？

カラダにいいのはどっち？

A・コーヒー

B・シジミ

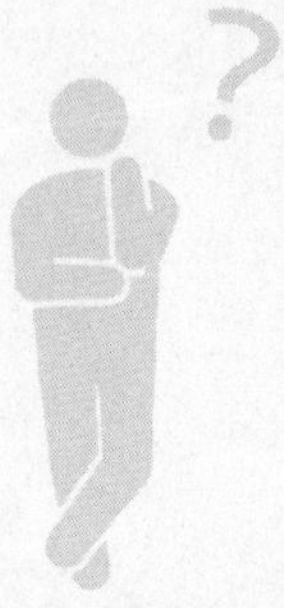

■オルニチンの作用はまだ不明

コーヒーとシジミ。どちらも二日酔いや酔い覚ましにいいとよくいわれるため、飲みすぎた日の翌朝は、温かいコーヒーかシジミ汁で酔いを醒ますという人は少なくないだろう。

だが、実はこのうち、シジミが本当に二日酔い対策に有効かは、研究が少ないためよくわかっていない。メディアでは「シジミのオルニチンが二日酔いを抑制する」とよく紹介されるが、オルニチン自体はアルコールの代謝を変える力がないため、二日酔いに効くと言い切れないのだ。

そもそも、「オルニチン＝二日酔いに効く」ことを発表した論文では、二日酔いになった人が対象になっているわけではない。飲酒後にオルニチンをとってもらい、翌朝のデータを調べただけで、大量の飲酒で気持ちが悪くなった人の気分を変える効果があるかはわからないのだ。

それよりもカフェインが含まれるコーヒーを飲んだほうが二日酔いには効果がある。カフェインの働きで脳の血行がよくなるため、二日酔いの頭痛解消には、シジミよりコーヒーのほうが有効だ。

答え

A・コーヒー

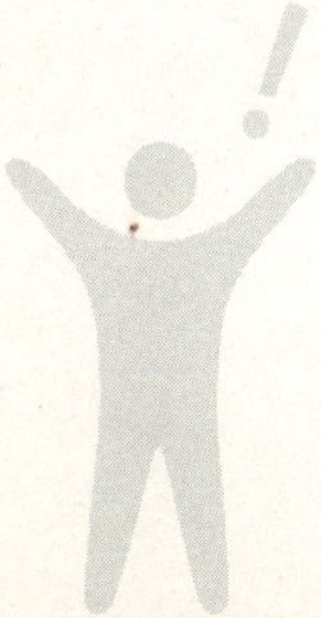

81

起床後に体温を上げる効果があるのはどっち？

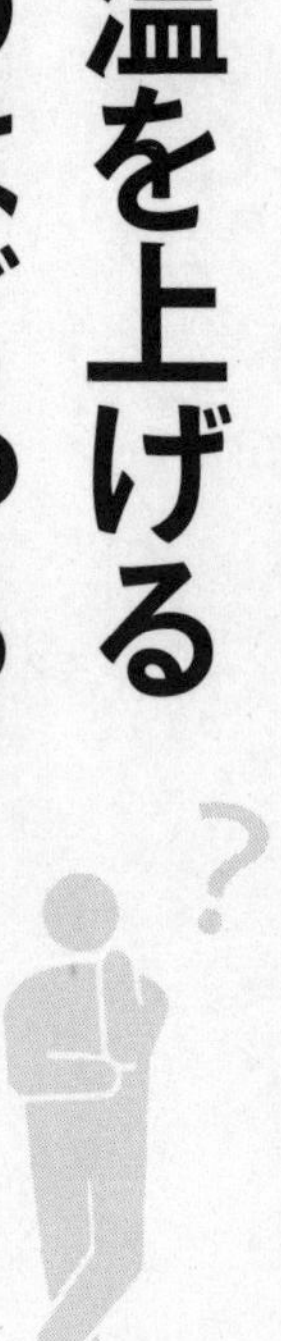

カラダにいいのはどっち？

A・パジャマから着替えて食事

B・パジャマを着たまま食事

■カラダを一から温める

朝食は、1日の作業効率を上げるうえで欠かすことができない。エネルギー源である炭水化物や、炭水化物の消化を助ける納豆や味噌汁などは朝食として相性がいいだろう。

この朝食の際、注意してもらいたいことがひとつある。それは服装だ。朝食はパジャマから着替えてから摂ることをオススメする。

面倒に思う人もいるとは思うが、カラダを動きやすくするためには、この行動は理にかなっている。

というのも、起床後は体温が徐々に上がっているのだが、パジャマは放熱しやすいものが多いため、そのまま食べると体温上昇を妨げる可能性がある。

早めに着替えて体温が上がりやすい環境をつくっておく。ちょっとしたことだが、とりくむことで1日の印象も変わってくるはずだ。

答え

A・パジャマから着替えて食事

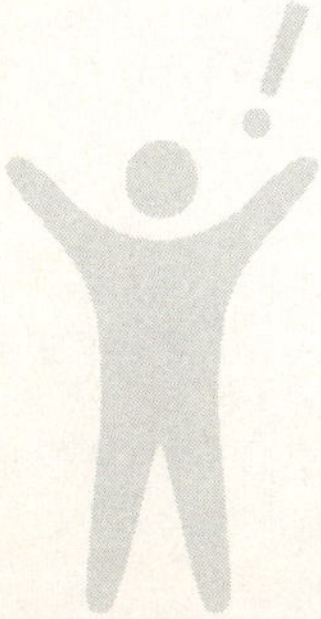

82

お昼に眠くなる原因はどっち？

カラダにいいのはどっち？

A・昼食

B・生活リズム

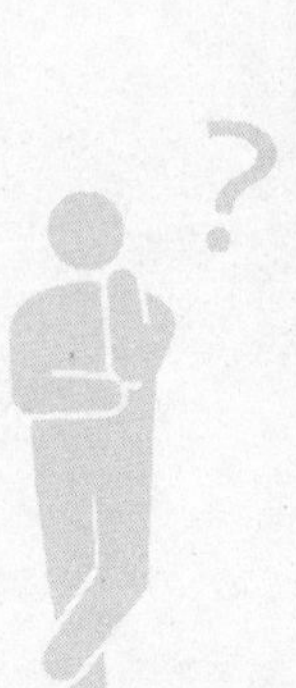

■お昼に眠くなるのは生理的な問題

昼休みが終わり、いざ仕事をがんばろうと思っていた矢先、眠気が急に襲ってきた。誰もが一度は経験したことがあるのではないだろうか。

食後に眠くなる原因の一つに、血糖値の急激な上昇を挙げることができる。急激に上がった血糖値が急激に下がると、エネルギーである糖がなくなって眠気に襲われてしまうのだ。

それなら昼食後の眠気も食事が原因、かと思いきや、実はこの眠気は生活リズムが原因なのだ。実際、昼食の量を減らしたり、摂らなかったりしても、昼以降に眠気はやってくる。大脳を休ませようと、生理的に眠くなるのである。

その時間帯は、起床から8時間後と22時間後。朝6時に起きる人の場合、眠気がやってくるのは午後2時だ。昼食時間から少し経ったぐらいの時間にあたる。迷惑な話だが、一度眠気がピークに達するとそこからまた集中力が増していくため、必要な機能だと割り切るしかないだろう。

答え

B・生活リズム

83

昼の眠気解消に有効なのはどっち？

カラダにいいのはどっち？

A・眠くなる前に5分目を閉じる

B・眠くなってから5分目を閉じる

■眠くなるのは起床から約8時間後

前項で、昼の眠気の原因が生活リズムにあることを紹介した。起床後8時間経つと、人間は大脳を休めるために眠くなってしまうため、眠気は避けられないという内容だ。

では、午後の眠気に襲われるのは生理現象だから仕方ないと、我慢するしかないのだろうか？少し眠い程度なら、我慢すれば済むかもしれないが、問題はどうしても耐えられないとき。生理現象である以上、眠くなることを避けるには困難だろう。しかし、眠くなる時間帯がわかっているなら、眠気をなくす対策をとることはできる。

有効なのは、眠くなる時間帯の2時間前、つまり起床から約6時間後に短時間の睡眠をとることだ。5分間、それがむずかしければ1分でもいいから目を閉じること。

眠くなってからでは脳の覚醒リズムを乱してしまうため、眠気のピークがやってくる前に休憩をはさんでおいたほうがいいだろう。

答え

A・眠くなる前に5分目を閉じる

84

作業効率が上がる昼寝時間はどっち？

カラダにいいのはどっち？

A・30分以内

B・30分以上1時間未満

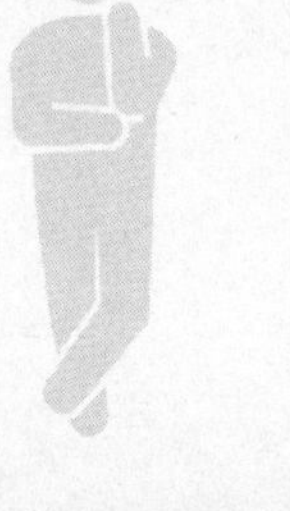

■寝すぎると効率が下がる

最近は、仕事の効率を上げるために昼寝や仮眠制度を導入する企業が増えている。ストレスや疲労で作業効率の落ちた脳を、睡眠によってリフレッシュさせることが目的だ。

それなら眠れる時間内で目一杯眠る、という人もいると思うが、仕事の生産性を上げたいなら、睡眠時間にも気を配ったほうがいい。時間次第ではあまり効果がないし、逆に生産性を下げる可能性もあるからだ。

大事なことは、寝すぎないこと。長く眠ると気持ちよくなるが、30分を超える睡眠は、夜の睡眠と同じ状態になってしまい、夜の寝つきが悪くなることがあるのだ。

生産性を上げたいなら、6～15分の睡眠をとるのがオススメだ。この時間内なら、眠気を解消しながら作業効率の向上を期待することができる。そこまで時間がないという人は、5分以内でもいいので、目を瞑って脳を少しでも休ませるようにしよう。

答え

A・30分以内

85

カフェインの効果が表れる時間帯はどっち？

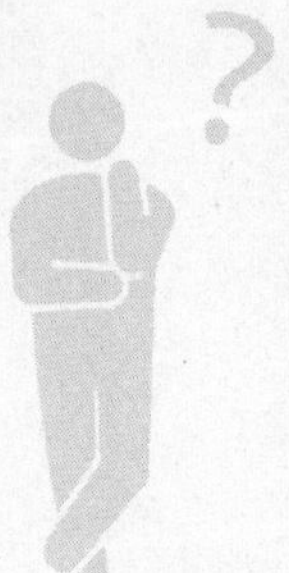

カラダにいいのはどっち？

A・30分後

B・10分後

答え

A・30分後

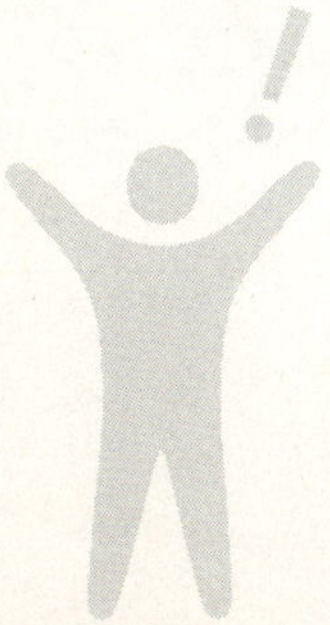

■効果が表れるのは飲んで少し経ってから

コーヒーに含まれるカフェインには、脳内の睡眠物質の増加を防ぐ効果がある。また、脳を覚醒させる作用もあるため、眠気を飛ばしたいというときに、コーヒーを飲む人は多い。

では、コーヒーを飲んでからどのくらいの時間でカフェインの効果は表れるのだろうか。

カフェインの含有量が多いため、すぐに効果が表れそうな気もするが、コーヒーが脳を覚醒させるのは、およそ30分が経ってから。飲んですぐに眠気が覚めるわけではないのだ。

なお、この時間差を利用すれば、昼寝からスッキリ目を覚ますこともできる。30分の昼寝をする前にコーヒーを飲めば、ちょうど目を覚ますぐらいの時間からカフェインが作用するため、脳が休眠状態に入らずスムーズに作業にとりかかることができるはずだ。

ただ、カフェインには睡眠物質自体を消す作用はないため、コーヒーを飲んだからといって疲れがとれるわけではない。夜の睡眠はきちんととるようにしよう。

86

帰宅時に電車内で眠るのはカラダにいい？

カラダにいいのはどっち？

A・夜の睡眠の質が上がる

B・夜の睡眠の質が下がる

■帰宅時の睡眠はリズムを崩す

帰宅時の電車内、運よく席に座れたときは、ウトウトしてつい眠ってしまうもの。睡眠不足のときは気持ちよくなって寝すごすこともあるかもしれない。

科学的にも電車の揺れが眠気に関係があるという報告は多数あるため、眠くなるのは仕方のないことだ。だが、だからといって帰りの車内で眠ることはオススメできない。車内で眠ることによって、夜の睡眠の質を落としてしまいかねないからだ。

人間のカラダには概日《がいじつ》リズムという24時間の周期があり、自律神経やホルモンはこの周期に沿って働いている。しかし、夕方から夜にかけて眠ってしまうと、このカラダのリズムが狂って夜の睡眠が浅くなり、疲れがカラダに残るようになるかもしれないのだ。

下手をすると、疲れたまま1日を過ごし、帰りの電車でまた眠ってしまうという悪循環に陥る可能性もある。忙しくて家で寝られなくても、帰宅中に電車内で眠るのは避けたほうがいいだろう。

答え

B・夜の睡眠の質が下がる

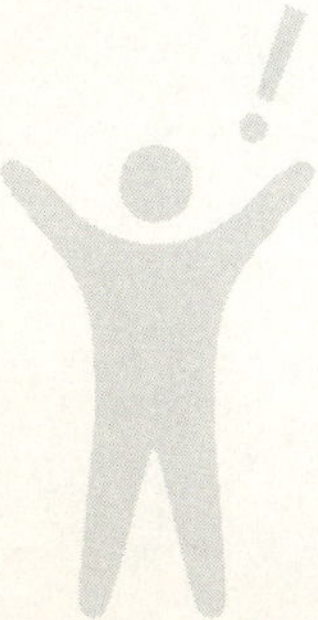

87

夜寝る前にしてはいけないのはどっち？

カラダにいいのはどっち？

A・運動をする

B・2〜3時間前に食事を摂る

■寝る前に体温を上げておく

すっきり目を覚ますためには、良質な睡眠が欠かせない。睡眠時間を確保することももちろん大事だが、寝る前の行動に気をかけることも、同じぐらい大事。むしろ、睡眠の質が悪ければ、時間を確保しても目覚めが悪くなることもあるため、正しい知識を身につけてもらいたい。

睡眠の質を上げるためには、体温を気にかけよう。良質な睡眠は、深部の体温を下げることで実現できる。というより、体温を下げなければカラダをきちんと休ませることができないのだ。

深部の体温を下げるには、まずはストレッチなどの軽い運動で体温を上げるといい。激しい運動で体温が上がりすぎると逆効果だが、ほどよく体温が上がれば、徐々に放熱して眠りやすくなるはずだ。

逆に睡眠前の食事はＮＧ。食べ物を消化する必要があり、睡眠に集中できなくなってしまうため、就寝２～３時間前の食事は避けるようにしよう。

答え

B・2～3時間前に食事を摂る

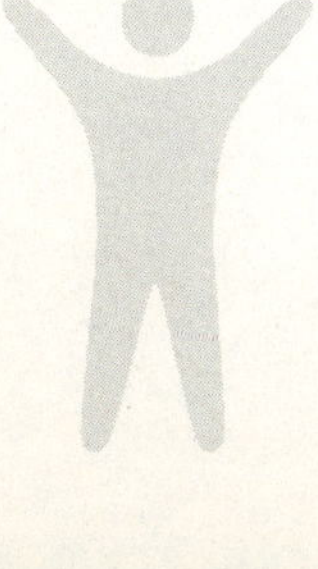

88

22~2時までに寝ないと成長ホルモンが出ない？

カラダにいいのはどっち？

A・この時間内に寝ないと出ない

B・この時間外でも出る

■いつ寝るかではなくどのくらい寝るか

寝る子はよく育つという。それもそのはず、成長ホルモンをはじめ、大人になるために必要な物質は、睡眠中に分泌される。

成長ホルモンというと、大人には関係ないと思っている人もいるかもしれないが、筋肉や神経、肌を修復する機能もあるため、大人であっても欠かせないものだ。

では、成長ホルモンを効率的に分泌させるには、どのような睡眠をとればいいのだろうか？

よく「22～2時までに寝ないと成長ホルモンは分泌されない」と聞くが、これは誤り。成長ホルモンは寝る時間帯に関係なく分泌されるのだ。

大事なのは、いつ寝るかではなく、どのくらい寝るか。成長ホルモンは、就寝から3時間で分泌され、就寝1時間後にピークを迎える。この間に深い眠りにつくことで分泌効率を上げることができるが、深夜3～5時は深い眠りにつきにくくなるため、それより前に眠るようにしよう。

答え

B・この時間外でも出る

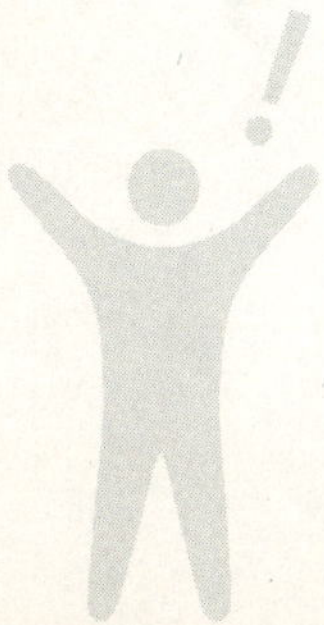

89

入浴のタイミングは睡眠の何時間前がいい？

カラダにいいのはどっち？

A・就寝30分〜1時間前

B・寝る直前〜10分前

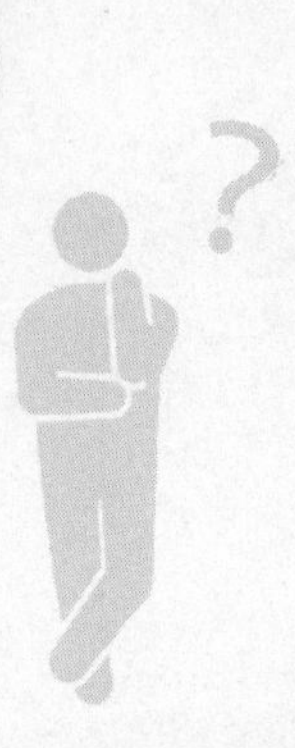

■入浴後の体温の変化を利用

湯船に浸かっていると、1日の疲れがとれて癒されるという人は多いのではないだろうか。入浴によってカラダが温まると、血行がよくなって酸素や栄養素が体中に行きわたりやすくなるし、汗をかくことで毛穴から老廃物を洗い流し、肌を清潔にすることもできる。健康効果はかなり大きいといえるだろう。

さらに入浴は、睡眠にも影響を与える。入浴のタイミング次第で、寝付きやすさがかわるのだ。体温が高い状態から急激に低い状態になると、人間は眠気を催す。この仕組みを利用して入浴をするとどうなるだろう。入浴によって体温を上げ、そこから急激に下げることで、眠気を促すことができるはずだ。

問題は、どのくらいの時間で体温が下がっていくか。寝る直前では体温がまだまだ高いため、就寝30分～1時間前には入浴するといいだろう。

答え

A・就寝30分～1時間前

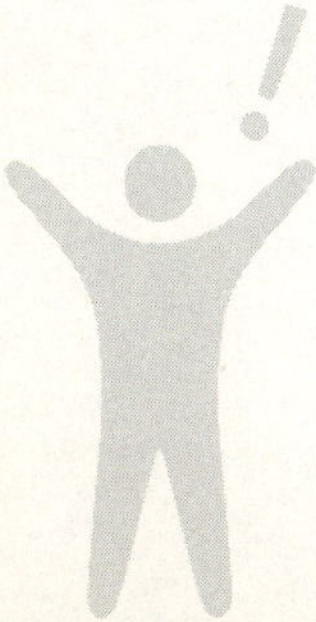

90

手足を温めると眠りやすくなる？

カラダにいいのはどっち？

A・なる

B・ならない

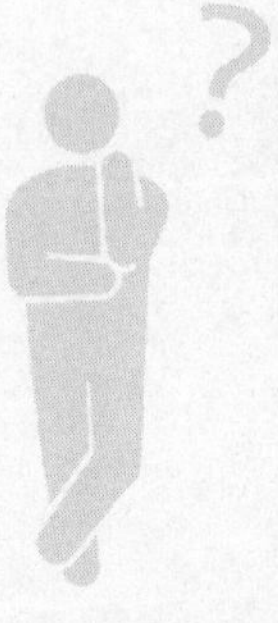

■手足は血管の集中する箇所

手足を温めると、眠りやすくなるとよく聞く。

確かに、冬場の寒い時期、カラダは温まっているのに手足が冷えているとなかなか寝付けないものだが、温めただけで本当に快眠できるようになるのだろうか？

その答えは、睡眠の仕組みを考えればわかる。前項で紹介したとおり、カラダは体温が高い状態から急激に低い状態になると眠くなる。夜になって徐々に体温が下がってくることで眠気を感じるようになり、睡眠によって、カラダの奥が一気に冷えていくのだ。

そうなると、手足だけが冷たいよりも、きちんと温めておくことが、快眠につながるといえるだろう。また、手首や足首は血管が集中しており、ここに血流が滞ると全身の血の巡りが悪くなる。特に足首は熱を生む筋膜がないため、冷えて仕方がないという人は、入浴等で意識的に温めておいたほうがいいだろう。

答え

A・なる

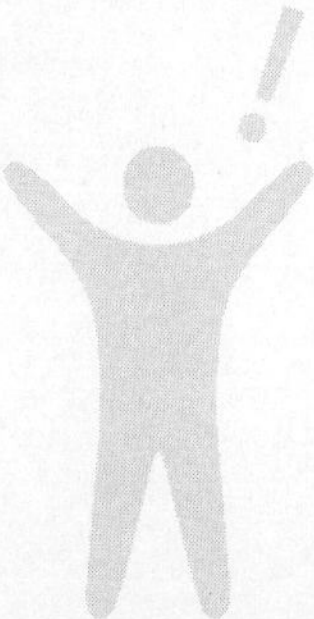

91

就寝時に靴下を履くといい睡眠ができる？

カラダにいいのはどっち？

A・睡眠の質を落とす

B・血行がよくなって睡眠の質が上がる

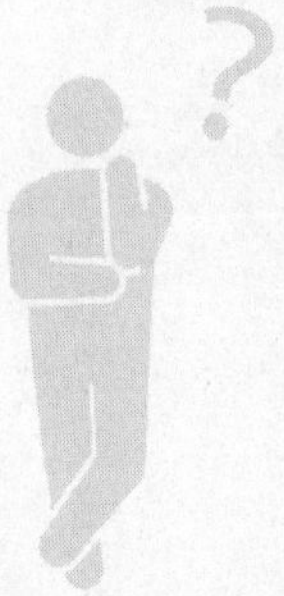

■血行が悪くなるかも

寝るときに足元が冷えるのを防ぐため、靴下を履いて眠っているという人。目が覚めているうちは、足が温かくなるのを感じてカラダにいいように思うかもしれないが、いい睡眠をとりたいなら、素足で寝たほうがいい。靴下を履いて寝ると、一時的には足を温める効果があっても、結局睡眠の質を落としてしまうのだ。

一体なぜか？　それは靴下を履くことで足首がしめつけられ、血行を悪くしてしまうからだ。血の巡りが悪くなると、体温調節機能が働きにくくなる。また、靴下は足に密着しているため、熱がこもって汗をかきやすくなる。すると、その汗を靴下が吸収して、逆に足を冷やしてしまうこともあるのだ。

入浴や運動で温めるのが面倒だという人は、靴下ではなく、レッグウォーマーを使うことをオススメする。足首が温まることで血行がよくなるため、足先も温かくなるはずだ。

答え

A・睡眠の質を落とす

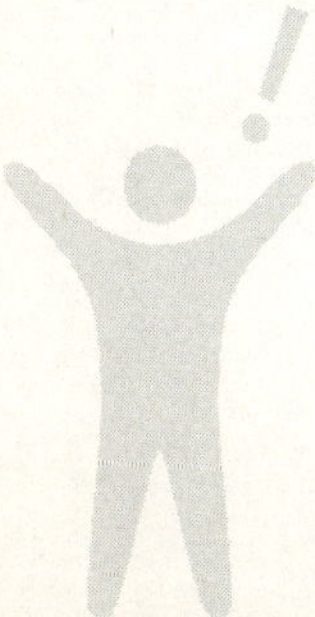

92

ホットミルクを飲むと眠りやすくなる？

カラダにいいのはどっち？

A・なる

B・ならない

■効果はあるけど量が全然足りない

なかなか寝付けないときはホットミルクを飲んでいる、という人はいないだろうか。飲めばカラダが温かくなるし、リラックスしたような気もするが、その一方で、本当に快眠効果があるのか、いまいちわからないという人もいるだろう。

それもそのはず、ホットミルク自体には安眠効果はない。確かに、ホットミルクに含まれるトリプトファンには、不眠を和らげる効果がある。トリプトファンは心身の安定に作用するセロトニンのもととなるアミノ酸で、さらにこのセロトニンが、睡眠ホルモンであるメラトニンのもとになる。睡眠物質のおおもとが、トリプトファンというわけだ。

それなら眠りやすくなりそうなものだが、ホットミルク中のトリプトファンの量は、安眠効果を期待できるほど多くない。必要なホットミルクの量は、1リットルとコップ数杯分。お腹が膨れて安眠どころではないだろう。カラダを温める程度に考えて飲むぐらいがいいかもしれない。

答え

B・ならない

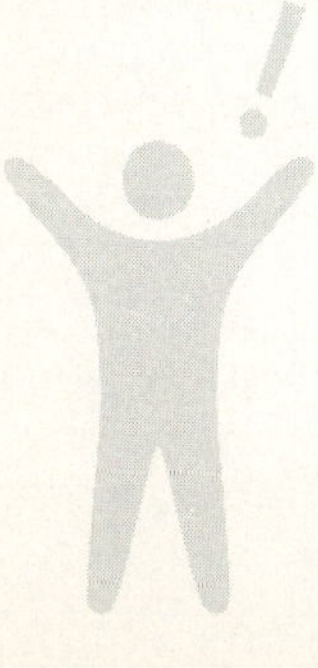

93

こたつで寝るのはカラダに悪い？

カラダにいいのはどっち？

A・悪い

B・悪くない

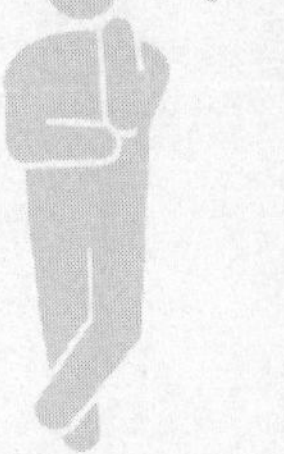

■体温調整ができなくなる恐れも

冬場の寒い時期は、こたつからなかなか抜け出せないもの。つい眠ってしまう人も多いだろう。だが、気持ちよく眠っていても、「こたつに入ったまま寝ると風邪を引く」と言われて、家族や友人に起こされた経験はないだろうか。確かに、こたつで長時間寝るとカラダがだるくなる気もするが、カラダにはどのような影響が及んでいるのだろうか？

そもそも、こたつに入ると眠くなるのは、快眠条件を満たしているから。人間は、足が温かく頭には熱がこもっていない「頭寒足熱」の状態だと眠りやすくなる。こたつに入っている状態は、まさにこの頭寒足熱の状態。脳が休みやすい体勢になっているのだ。

しかし、快眠できるといっても、こたつ寝はカラダに悪影響ばかりを与える。下半身は温かいのに上半身が冷えていると、体温調整機能がうまく働かず風邪を引きやすくなるし、こたつの熱で体内の水分が失われ、脱水症状になる危険もある。面倒でも、布団に移動するようにしよう。

答え

A・悪い

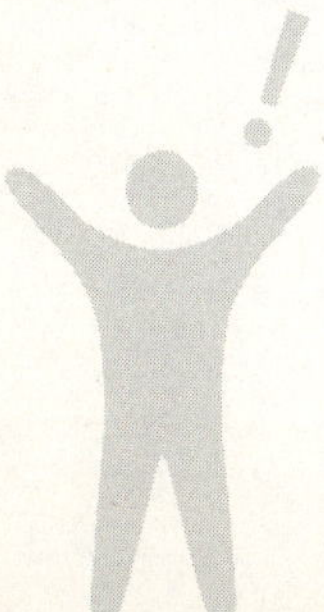

94

眠れないときの対策 有効なのはどっち？

カラダにいいのはどっち？

A・寝床から出る

B・横になって眠気がくるのを待つ

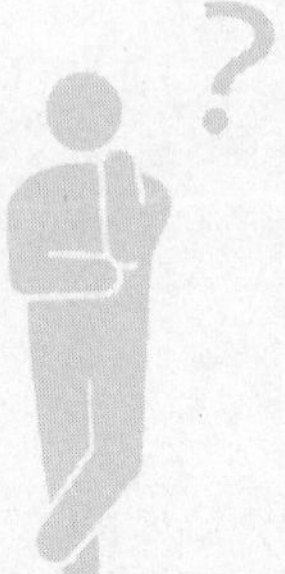

■思い切って起きたほうがいい

明日は大事な用事があるから早く寝なければいけない。そんな思いでベッドや布団に入ると、緊張からか逆になかなか寝付けない、という経験をしたことのある人は、結構多いのではないだろうか。

そんなときは、いつ眠気がくるかわからないから、とりあえず横になったままでいようとする人もいるとは思うが、それよりも、思い切って寝床から出ることをオススメする。

というのも、無理に眠ろうとしても、「寝なければ」と意識することで脳が緊張してしまい、眠気は余計になくなってしまうからだ。

しかも、この状態が続くと、警戒感も高まって悪い方向に物事を考えるようになってしまう恐れもあるため、眠れないと思ったら、寝床から出てリラックスするようにしよう。好きな本や音楽で緊張をほぐすことや、難しい本を読んで脳を使い眠気を促すことが有効だ。

答え

A・寝床から出る

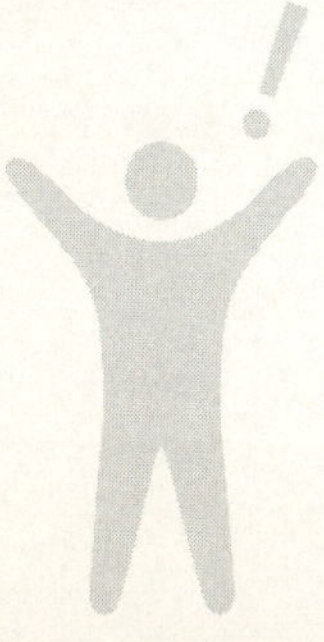

主要参考文献・ウェブサイト

・菅原洋平監修『ぐっすり眠れてすっきり起きる50のコツ』宝島社
・川嶋朗『逆に病気を呼び込んでいる44の健康法』宝島社
・浦島充佳『みんなが信じている健康法のウソ』マガジンハウス
・安保徹『免疫健康学』ＰＨＰ文庫
・安保徹『カラー版 図解 病気にならない免疫生活のすすめ』中経出版
・福田一典『ブドウ糖を絶てばがん細胞は死滅する！』彩図社
・福田一典『がんに効く食事　がんを悪くする食事』彩図社
・福田一典『健康になりたければ糖質をやめなさい！』彩図社
・暮らしと健康研究会 編『病気にならない雑学』彩図社
・富永喜代『最新療法 症状別 痛み改善！ 1分体操』学研
・三石巌『健康常識１００のウソ 間違いだらけの「家庭の医学」』幻冬舎
・井上健二著・工藤一彦監修『健康常識にダマされるな！　誰も教えてくれなかった「通説」のウソ・ホント』ソフトバンク クリエイティブ
・厚生労働省「健康づくりのための睡眠指針２０１４」

(http://www.mhlw.go.jp/stf/houdou/0000042749.html)
・厚生労働省「「健康づくりのための身体活動基準２０１３」及び「健康づくりのための身体活動指針（アクティブガイド）」について」
(http://www.mhlw.go.jp/stf/houdou/2r9852000002xple.html)
・文部科学省「日本食品標準成分表２０１５年版（七訂）について」
(http://www.mext.go.jp/a_menu/syokuhinseibun/1365295.htm)
・消費者庁「健康や栄養に関する表示の制度について」
(http://www.caa.go.jp/foods/index4.html)
・公益社団法人アルコール健康医学協会
(http://www.arukenkyo.or.jp/)
・日本小児歯科学会「食後の歯みがきについて」
(http://www.jspd.or.jp/contents/main/proposal/index09.html)
・日本癌学会
(http://www.jca.gr.jp/)
・一般社団法人日本禁煙学会
(http://www.jstc.or.jp/)

・国立がん研究センター
（http://www.ncc.go.jp/jp/）
・公益財団法人 がん研究振興財団「がんを防ぐための新12か条」
（http://www.fpcr.or.jp/pdf/p21/12kajyou_2015.pdf）
・ヘルスケア大学
（http://www.skincare-univ.com/healthcare/）
・財団法人日本健生協会
（http://kenkou-8.org/）
・一般社団法人全日本コーヒー協会
（http://coffee.ajca.or.jp/）
・一般社団法人日本オリーブオイルソムリエ協会
（http://www.oliveoil.or.jp/）
・ニューズウィーク日本版「「オーガニック食品で健康に」は勘違い？」
（http://www.newsweekjapan.jp/stories/world/2012/09/post-2680.php）
・NIKKEI STYLE「30過ぎたら間食にナッツ 一握りで動脈硬化予防も」
（http://style.nikkei.com/article/DGXMZO10113210Q6A131C1000000?channel=DF140920160927）

・日経ビジネスオンライン「「鍛えれば酒に強くなる」は本当だった!?」
(http://business.nikkeibp.co.jp/atcl/skillup/15/111700008/020900013/?rt=nocnt)
・日経ウーマンオンライン「意外に知られていない運動と免疫の関係」
(http://wol.nikkeibp.co.jp/article/trend/20120727/130901/?rt=nocnt)
・ロバスト・ヘルス「結局、魚は体にいいのか、悪いのか」
(http://robust-health.jp/article/cat29/mohnishi/000452.php?page=1)
・現代ビジネス「間違いだらけの「健康常識」～早寝早起き、運動、半身浴、粗食…」
(http://gendai.ismedia.jp/articles/-/48753)
・現代ビジネス「「早起き」すると寿命が縮む!　オックスフォード大学の研究で判明～心筋梗塞、脳卒中、糖尿病のリスクが倍増」
(http://gendai.ismedia.jp/articles/-/45782)
・東洋経済オンライン「「1日1万歩で健康になる」は大きなウソだった」
(http://toyokeizai.net/articles/-/100087)
・ライフハッカー「「激しい運動で食欲が減る」現象の科学的分析」
(http://www.lifehacker.jp/2013/09/130925exercise_eat.html)

索引

風邪予防

がん

心臓病・血管病

ストレス・うつ

肥満

コレステロール

飲酒の影響

運動準備

カラダの痛み

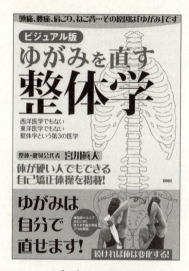

監修
富家 孝（ふけ たかし）
医師、ジャーナリスト、ラ・クイリマ代表取締役。1947 年大阪府生まれ。72 年東京慈恵会医科大学卒業。早稲田大学講師、日本女子体育大学助教授、青山学院大学講師などを歴任、新日本プロレスリングドクター、医療コンサルタントを務める。著書は『不要なクスリ　無用な手術　医療費の８割は無駄である』（講談社現代新書）『「死に方」格差社会』（SB 新書）『長生きしたければ医者にかかるな！』（彩図社）など 60 冊以上。

カバーイラスト：Palau/Shutterstock.com

カラダにいいのはどっち？

2017 年 5 月 24 日第 1 刷

編者　健康増進会議
監修　富家孝
発行人　山田有司
発行所　株式会社　彩図社《さいずしゃ》
〒 170-0005
東京都豊島区南大塚 3-24-4　ＭＴビル
TEL 03-5985-8213　FAX 03-5985-8224
URL：http://www.saiz.co.jp
Twitter：https://twitter.com/saiz_sha
印刷所　新灯印刷株式会社

ISBN978-4-8013-0222-8　C0077